职业性健康危害因素检测技术

邹 华　曹艺耀　主编

江西科学技术出版社

图书在版编目（CIP）数据

职业性健康危害因素检测技术 / 邹华，曹艺耀主编
. -- 南昌：江西科学技术出版社，2023.11

ISBN 978-7-5390-8784-9

Ⅰ.①职… Ⅱ.①邹… ②曹… Ⅲ.①化学性损伤—
职业病—防治 Ⅳ.①R135

中国国家版本馆CIP数据核字（2023）第216547号

国际互联网（Internet）地址：

http://www.jxkjcbs.com

选题序号：ZK2023049

责任编辑：魏栋伟

职业性健康危害因素检测技术

邹华　曹艺耀　主编

ZHIYEXING JIANKANG WEIHAI YINSU JIANCE JISHU

出版发行	江西科学技术出版社
社　　址	南昌市蓼洲街2号附1号
	邮编：330009　电话：（0791）86623491　86639342（传真）
经　　销	全国新华书店
印　　刷	三河市国新印装有限公司
开　　本	710mm×1000mm　1/16
字　　数	200千字
印　　张	14
版　　次	2023年11月第1版　2023年11月第1次印刷
书　　号	ISBN 978-7-5390-8784-9
定　　价	68.00元

赣版权登字：-03-2023-287

编委会

主　编：邹　华　曹艺耀

副主编：王　鹏　任　鸿　俞顺飞　徐秋凉
　　　　王军淋　王玉超

编　审：楼晓明

编　写：周　磊　周　振　赵徵鑫　高向景
　　　　郭佳娣　赖忠俊　郝小吉　周莉芳
　　　　胡　勇　袁伟明　谢红卫　栾俞清
　　　　汪　倩　洪灵芬　盛丽丽　韩丽芳
　　　　易井萍

前 ⚙ 言
PREFACE

为满足职业和放射性危害因素检测技术人员培训和考核的需求，自2020年起，本书编写团队遵循科学、严谨、客观、规范的原则，对相关知识点进行梳理，并收集整理大量有针对性的练习题，旨在帮助技术人员熟悉和掌握专业知识。

本书分为"职业性危害因素篇"和"放射性危害因素篇"两部分。其中职业性危害因素篇有六章，放射性危害因素篇有三章。职业性危害因素篇的章节包括工作场所空气中有害物质采样技术、工作场所空气中粉尘检测技术、工作场所空气中无机非金属化合物分析技术、工作场所空气中金属及类金属化合物分析技术、工作场所空气中有机化合物分析技术以及职业病危害因素检测工作的质量控制等。主要内容为空气样品采集技术、空气样品采集规范、粉尘检测技术、样品预处理及分析方法（包括无机非金属化合物、金属及类金属化合物、有机化合物）、职业病危害因素检测工作的质量控制等知识点，以及涉及各个知识点的多种题型练习题。放射性危害因素篇章节包括样品采集技术与规范、放射化学分析技术、例题解析及重点练习题等。主要内容为饮用水、食品以及沉降灰的采样规范和采样技术，不同类型样品中各种放射性指标（如总α、总β、锶–90、铯–137、钋–210、天然铀、钚–239、钚–240、氚、碳–14）的检测方法等知识点，以及涉及各个知识点的多种题型练习题。

本书编写团队均为从事职业和放射性危害因素检测相关工作的专业技术人员，在相关领域具有丰富的工作经验。所列习题针对性强、题型全面、题量丰富，基本涵盖所有知识点，每个章节后面附有习题答案，专业技术人员可随学随测，随时检测学习成果。收录的各种题型练习题中，部分来自浙江省各级疾病预防控制中心以及浙江多谱检测科技有限公司、杭州人安检测科技有限公司、浙江科海检测有限公司、杭州杭康检测技术有限公司等多家技术服务机构，在此，谨向为编写本书做出贡献的单位和个人表示衷心的感谢！

编委会对本书内容做了审定，力求做到准确可靠，但编者水平有限，书中难免存在不足之处，欢迎读者提出宝贵意见和建议。

本书编写委员会

目 录
CONTENTS

职业性危害因素篇

第一章　工作场所空气中有害物质采样技术..2
　　第一节　空气样品采集技术..2
　　第二节　空气样品采集规范..6
　　第三节　例题解析..11
　　第四节　重点练习..12

第二章　工作场所空气中粉尘检测..40
　　第一节　检测技术..40
　　第二节　例题解析..49
　　第三节　重点练习..51

第三章　工作场所空气中无机非金属化合物分析技术..........................64
　　第一节　样品预处理及分析方法..64
　　第二节　例题解析..68
　　第三节　重点练习..70

第四章　工作场所空气中金属及类金属化合物分析技术..........................84
　　第一节　样品预处理及分析方法..84
　　第二节　例题解析..88
　　第三节　重点练习..90

第五章　工作场所空气中有机化合物分析技术..........................108
　　第一节　样品预处理及分析方法..108

　　　第二节　例题解析 116

　　　第三节　重点练习 118

第六章　职业病危害因素检测工作的质量控制 143

　　　第一节　样品采集质量控制 143

　　　第二节　实验室分析质量控制 145

　　　第三节　例题解析 152

　　　第三节　重点练习 154

放射性危害因素篇

第一章　样品采集技术与规范 172

　　　第一节　饮用水 172

　　　第二节　食品 174

　　　第三节　沉降灰 177

第二章　放射化学分析技术 179

　　　第一节　样品中锶 –90 预处理及分析方法 179

　　　第二节　样品中铯 –137 预处理及分析方法 181

　　　第三节　样品中总 α 总 β 放射性预处理及分析方法 183

　　　第四节　样品中钋 –210 预处理及分析方法 184

　　　第五节　样品中天然铀预处理及分析方法 185

　　　第六节　样品中钚 –239 和钚 –240 预处理及分析方法 187

　　　第七节　样品中氚预处理及分析方法 188

　　　第八节　样品中碳 –14 预处理及分析方法 190

第三章　例题解析及重点练习 192

　　　第一节　例题解析 192

　　　第二节　重点练习 193

职业性危害
因素篇

第一章 工作场所空气中有害物质采样技术

第一节 空气样品采集技术

一、有害物质在空气中的存在状态

1.气溶胶

①雾：分散在空气中的液体微滴。②烟：分散在空气中的直径小于0.1 μm的固体微粒。③粉尘：能够较长时间悬浮于空气中的固体微粒。

2.气体和蒸气

①常温下是气体的有害物质，以气态存在于空气中。②常温下是液体的有害物质，以不同的挥发性呈蒸气态存在于空气中。③常温下是固体，但挥发性较强的有害物质，以蒸气态存在于空气中。

二、空气样品的采集方法

1.气态和蒸气态化学物质的采样方法

1）直接采样法

直接采样法是用采样容器，如100 mL注射器、采气袋或其他容器，采集一定量体积空气样品，供测定用。这种方法适用于空气中挥发性强、吸附性小的待测物，待测物浓度较高或测定方法的灵敏度高，只需要少量空气样品就可满足检测要求的情况。在不宜采用有泵型采样法时，如在需要防爆的工作场所，可使用此法。

2）有泵型采样法

有泵型采样法也叫有动力采样法，是用空气采样器（由电动抽气泵和流量计组成）作为抽气动力，将样品空气抽过样品收集器，空气中的待测物被样品收集器采集下来，供测定用。有泵型采样法根据采样方式不同，分为定点采样和个体采样。根据使用的样品收集器不同，有液体吸收法、固体吸附剂管法和浸渍滤料法等。

（1）液体吸收法。

将装有吸收液的吸收管作为样品收集器，当样品气流通过吸收液时，吸收液气泡中的有害物质分子迅速扩散进入吸收液内，由于溶解或化学反应很快地被吸收液吸收。适用范围广，可用于各种化学物质的各种状态的采样；采样后，样品往往可以直接进行测定，不需经过样品处理；吸收管可以反复使用，费用小。吸收管易损坏，携带和使用不方便；不适用于个体采样和长时间采样；需要采样动力。

液体吸收法的使用注意事项：①根据待测物理化性质及其在空气中的存在状态，正确选用吸收管和吸收液。②要正确和准确使用采样流量。③采样时间要准确适当，使用易挥发的吸收液在高温下采样时，采样时间不能长。④吸收液用量要准确，采样过程中若有损失，采样后要补充到原来用量。⑤吸收管与空气采样器的连接要正确，防止倒流、损害采样泵。⑥采样前后要密闭进气口，直立放置，防止吸收管破碎。⑦采样测定前，要用管内吸收液洗涤吸收管的进气管内壁3~4次，混匀后供测定。⑧有的吸收液需避光保存，应注意使用条件和要求，保证吸收液的有效性。

（2）固体吸附剂法。

当空气样品通过固体吸附剂管时，空气中的气态和蒸气态待测物被多孔性固体吸附剂吸附而采集。固体吸附剂都是多孔性物质，有大的比表面积，其吸附作用分物理性和化学性两种。物理性吸附是靠分子间的作用力，吸附比较弱，容易在物理作用下发生解吸。化学性吸附是靠化学亲和力（原子价力）的作用，吸附较强，不易在物理作用下解吸。用于空气采样的理想固体吸附剂应具有良好的机械强度、稳定的理化性质、足够强的吸附能力和容易解吸、价格较低等特性。

常用的吸附剂有活性炭、硅胶、高分子多孔微球及其他具有较大外表面和内表面的物质。

固体吸附剂管体积小，质量轻，方便携带和操作；适用范围广，有机和无机、极性和非极性化合物的气体和蒸气都适用；可用于短时间采样和定点采样，也可用于长时间采样和个体采样。对不同的有害物质有不同的穿透容量；硅胶管容易吸湿，不能在湿度大的工作场所过长时间持续采样，长时间采样时，应3 h左右更换一支，或发现硅胶变色后立即更换。

活性炭，属于非极性吸附剂，吸附非极性和弱极性的有机气体和蒸气，吸附容量大，吸附力强。水对活性炭的吸附能力影响不大。

硅胶，一种极性吸附剂，对极性物质有着强烈的吸附作用，可以吸附大量的水，以致降低甚至失去它的吸附性能。因此，硅胶只适宜在较干燥的环境中采样，采样时间不宜过长。

高分子多孔微球，一类合成的多孔性芳香族聚合物，它具有大的表面积、一定的机械强度、疏水性、耐腐蚀、耐辐射和耐高温(250～290℃)等性质，是一种较好的吸附剂。

浸渍固体吸附剂，将化学试剂涂渍在固体吸附剂表面，利用浸渍的化学试剂与待测物发生化学反应，生成稳定的化合物被收集下来，在物理吸附的基础上，增加了化学吸附，这样可以扩大固体吸附剂的使用范围，增加吸附容量，提高采样效率。

（3）浸渍滤料法。

滤料不能直接用于空气中气态和蒸气态待测物的采集，当滤料涂渍某种化学试剂后，待测物与化学试剂迅速反应，生成稳定的化合物，保留在滤料上面而被采集下来。为了有利于化学反应，常常在浸渍液中加入甘油等试剂。因为浸渍滤料的厚度一般小于1 mm，所浸渍的试剂量有限，限制了采集待测物的量和采样流量。

3）无泵型采样法

无泵型采样法也叫扩散采样法，采集空气中化学物质时，不需要抽气动力和流量装置，而是根据费克（Fick）扩散定律，利用化学物质分子在空气中的扩散作用完成采样的。体积小、质量轻、结构简单，不用抽气装置，携带和操作都很方便；适合用做个体采样和长时间采样，也可作为定点采样和短时间采样。因为它的采样流量与待测物分子的扩散系数成正比，扩散系数低的待测物因采样流量太小只能进行长时间采样，不适用于空气中待测物扩散系数小而且浓度低的情况下作短时间采样。

无泵型采样器有一定的吸附容量，若超过吸附容量，采样性能将变差，采样器本身不能反映这一现象。

2.气溶胶态化学物质的采样方法

常用的采样方法有滤料采样法、冲击式吸收管法和多孔玻板吸收管法。

1）滤料采样法

滤料采样法是采集气溶胶有害物质的主要采样方法，是利用气溶胶颗粒在滤料上发生直接阻截、惯性碰撞、扩散沉降、静电吸引和重力沉降等作用，采集在滤料上。理想的滤料需具备机械强度好、理化性质稳定、通气阻力低、采样效率高、空白值低、处理容易等。适用于各种气溶胶的采样，采样效率高；采样流量范围宽，适用于短时间采样、长时间采样、定点采样和个体采样；操作简便，使用的设备材料便宜，不易破损；采得的样品体积小，易于保存，携带方便，保存时间长；可根据分析的需要选择合适的滤料、抽气动力、采样流量和滤料大小等。采样过程中，污染的可能性较大；需要空气采样器；采得的样品一般需要处理后才能进行测定。

2）冲击式吸收管法

冲击式吸收管法是利用空气样品中的颗粒以很大的速度冲击到盛有吸收液的管底部，因惯性作用被冲到管底上，再被吸收液洗下。因此必须使用3 L/min的采样流量。主要用于采集粒径较大的气溶胶颗粒。

3）多孔玻板吸收管法

雾状待测物一部分在通过多孔玻板时，被弯曲的孔道所阻留进而吸入吸收液中；一部分在通过多孔玻板后，被吸收液中很细的气泡吸收。此法通常不能采集烟、尘。

3.蒸气和气溶胶有害物质共存时的采样方法

在工作场所空气中，有些有害物质可呈蒸气和气溶胶共同存在，如三氧化二砷、三硝基甲苯(TNT)和一些多环芳烃等，在室温下都有一定的挥发性，并主要以气溶胶态存在于空气中，且有一定浓度的蒸气存在。采集蒸气和气溶胶态共存时的方法，常用的有浸渍滤料法、聚氨酯泡沫塑料法和串联法。

三、影响采样效果的因素

1）采样效率

采样效率是衡量采样方法的主要性能指标。好的采样方法必须有高的采样效率。采样效率是指能够被采样仪器采集到的待测物占通过该采样仪器空气中待测物总量的百分数。用于职业危害检测采样的平均采样效率一般应不小于90%。

2）穿透容量

穿透容量是指通过采样介质的空气中待测物量达到原空气中待测物量的5%时，采样介质所吸附的待测物的量。影响穿透容量的因素有：①待测物的极性、扩散系数、化学活性等。②吸附剂的性质。③采样流量。④温度和湿度。

第二节　空气样品采集规范

一、采集空气样品的基本要求

空气样品的采集应满足工作场所有害物质职业接触限值对采样的要求，满足职业卫生评价对采样的要求，满足工作场所环境条件对采样的要求。在采样的同时应作样品空白，即将空气收集器带至采样点，除不连接空气采样器采集空气样品外，其余操作同样品。采样时应避免有害物质直接飞溅入空气收集器内，且空气收集器的进气口应避免被衣物等阻隔。用无泵型采样器采样时应避免风扇等直吹。在易燃、易爆工作场所采样时，应采用防爆型空气采样器。采样过程中应保持采样流量稳定。长时间采样时应记录采样前后的流量，计算时用流量均值。工作场所空气样品的采样体积，在采样点温度低于5 ℃和高于35 ℃、大气压低于98.8 kPa和高于103.4 kPa时，应将采样体积换算成标准采样体积。在样品的采集、运输和保存的过程中，应注意防止样品被污染。采样时，采样人员应注意个体防护，应在专用的采样记录表上，边采样边记录。

二、定点采样

1.采样点的选择原则

选择有代表性的工作地点，其中应包括空气中有害物质浓度最高、劳动者接触时间最长的工作地点。在不影响劳动者工作的情况下，采样点尽可能靠近劳动者；空气收集器应尽量接近劳动者工作时的呼吸带。在评价工作场所防护设备或措施的防护效果时，应根据设备的情况选定采样点，在工作地点劳动者工作时的呼吸带进行采样。采样点应设在工作地点的下风向，应远离排气口和可能产生涡流的地点。

2.采样点数目的确定

（1）工作场所按产品的生产工艺流程，凡逸散或存在有害物质的工作地点，至少应设置1个采样点。

（2）一个有代表性的工作场所内有多台同类生产设备时，1～3台设置1个采样点；4～10台设置2个采样点；10台以上，至少设置3个采样点。

（3）一个有代表性的工作场所内，有2台以上不同类型的生产设备，逸散同一种有害物质时，采样点应设置在逸散有害物质浓度大的设备附近的工作地点；逸散不同种有害物质时，将采样点设置在逸散待测有害物质设备的工作地点，采样点的数目参照上一条原则确定。

（4）劳动者在多个工作地点工作时，在每个工作地点设置1个采样点。

（5）劳动者工作是流动时，在流动的范围内，一般每10 m设置1个采样点。

（6）仪表控制室和劳动者休息室，至少设置1个采样点。

3.采样时段的选择

（1）采样必须在正常工作状态和环境下进行，避免人为因素的影响。

（2）空气中有害物质浓度随季节发生变化的工作场所，应将空气中有害物质浓度最高的季节选择为重点采样季节。

（3）在工作周内，应将空气中有害物质浓度最高的工作日选择为重点采样日。

（4）在工作日内，应将空气中有害物质浓度最高的时段选择为重点采样时段。

三、个体采样

1.采样对象的选定

要在现场调查的基础上，根据检测的目的和要求，选择采样对象。在工作过程中，凡接触和可能接触有害物质的劳动者都应被列为采样对象范围。采样对象中必须包括不同工作岗位的、接触有害物质浓度最高和接触时间最长的劳动者，其余的采样对象应随机选择。

2.采样对象数量的确定

（1）在采样对象范围内，能够确定接触有害物质浓度最高和接触时间最长的劳动者时，每种工作岗位按下表选定采样对象的数量，其中应包括接触有害物质浓度最高和接触时间最长的劳动者。每种工作岗位劳动者数不足3名时，全部选为采样对象。

表1-1　采样对象数量（能确定接触有害物质浓度最高和接触时间最长的劳动者时）

劳动者数	采样对象数
3~5	2
6~10	3
>10	4

（2）在采样对象范围内，不能确定接触有害物质浓度最高和接触时间最长的劳动者时，每种工作岗位按下表选定采样对象的数量。每种工作岗位劳动者数不足6名时，全部选为采样对象。

表1-2 采样对象数量（不能确定接触有害物质浓度最高和接触时间最长的劳动者时）

劳动者数	采样对象数
6	5
7~9	6
10~14	7
15~26	8
27~50	9
50~	11

四、三种容许浓度的检测样品的采集

1.职业接触限值为最高容许浓度的有害物质的采样

用定点的、短时间采样方法进行采样；选定有代表性的、空气中有害物质浓度最高的工作地点作为重点采样点；将空气收集器的进气口尽量安装在劳动者工作时的呼吸带；在空气中有害物质浓度最高的时段进行采样；采样时间一般不超过15 min；当劳动者实际接触时间不足15 min时，按实际接触时间进行采样。

2.职业接触限值为短时间接触容许浓度的有害物质的采样

用定点的、短时间采样方法进行采样；选定有代表性的、空气中有害物质浓度最高的工作地点作为重点采样点；将空气收集器的进气口尽量安装在劳动者工作时的呼吸带；在空气中有害物质浓度最高的时段进行采样；采样时间一般为15 min；采样时间不足15 min时，可进行1次以上的采样；空气中有害物质15 min时间加权平均浓度的计算。

3.职业接触限值为时间加权平均容许浓度的有害物质的采样

根据工作场所空气中有害物质浓度的存在状况，或采样仪器的操作性能，可选择个体采样或定点采样，长时间采样或短时间采样方法。以个体采样和

长时间采样为主。

1）采用个体采样方法的采样

一般采用长时间采样方法。选择有代表性的、接触空气中有害物质浓度最高的劳动者作为重点采样对象。确定采样对象的数目。将个体采样仪器的空气收集器佩戴在采样对象的前胸上部，进气口尽量接近呼吸带。采样仪器能够满足全工作日连续一次性采样时。采样仪器不能满足全工作日连续一次性采样时，可根据采样仪器的操作时间，在全工作日内进行2次或2次以上的采样。

2）采用定点采样方法的采样

用长时间采样方法的采样：选定有代表性的、空气中有害物质浓度最高的工作地点作为重点采样点；将空气收集器的进气口尽量安装在劳动者工作时的呼吸带；采样仪器能够满足全工作日连续一次性采样时；采样仪器不能满足全工作日连续一次性采样时，可根据采样仪器的操作时间，在全工作日内进行2次或2次以上的采样。

用短时间采样方法的采样：选定有代表性的、空气中有害物质浓度最高的工作地点作为重点采样点；将空气收集器的进气口尽量安装在劳动者工作时的呼吸带；在空气中有害物质不同浓度的时段分别进行采样；并记录每个时段劳动者的工作时间；每次采样时间一般为15 min。劳动者在一个以上工作地点工作或移动工作时采样。在劳动者的每个工作地点或移动范围内设立采样点，分别进行采样；并记录每个采样点劳动者的工作时间；在每个采样点，应在劳动者工作时，空气中有害物质浓度最高的时段进行采样；将空气收集器的进气口尽量安装在劳动者工作时的呼吸带；每次采样时间一般为15 min。

五、标准采样体积

标准采样体积（Standard sample volume）指在气温为20 ℃，大气压为101.3 kPa（760 mmHg）下，采集空气样品的体积，以L表示。

换算公式为：

$$V_0 = V_t \times \frac{293}{273+t} \times \frac{p}{101.3}$$

式中：V_0 —— 标准采样体积，L；

     V_t —— 在温度为 t ℃，大气压为 p kPa时的采样体积，L；

     t —— 采样点的气温，℃；

     p —— 采样点的大气压，kPa。

当空气温度低于5 ℃和高于35 ℃、大气压低于98.8 kPa和高于103.4 kPa，在计算空气中有毒物质浓度之前，必先将采集的空气体积换算为"标准采样体积"。

第三节　例题解析

例题1：

在家具厂喷漆车间进行采样，该车间共有工人6人，分别为喷漆工和搬运工，其中喷漆工2人，搬运工4人，对油漆中的甲苯进行个体采样，经调查得知喷漆工接触油漆时间合计6 h，搬运工接触油漆时间合计2 h，采样人员至少需要给（　　）佩戴个体采样设备。

A.喷漆工2人全部

B.喷漆工2人，搬运工随机选1人

C.随机选择喷漆工1人和搬运工1人

D.6人

E.喷漆工2人，搬运工2人

解析： A。根据接触时间和工作岗位判断，喷漆工接触的时间最长，作为主要接触人员，由于喷漆工只有2人，根据GBZ159中5.2.2.1因此全部佩戴。

例题2:

某垃圾焚烧厂,设有1个仪表控制室和1个劳动者休息室,其中仪表控制室有6个人监控12台显示器,至少设置采样点的数量为( )个。

A.1   B.2   C.3   D.4   E.5

解析:B。至少需要在仪表控制室和劳动者休息室各设置1个采样点即可。

例题3:

某化工厂由于事故原因导致苯泄露,属地监测机构前往该化工厂进行事故性监测,监测要求( )为止。

A.检测点苯浓度低于6 mg/m³ 时

B.检测点苯浓度低于10 mg/m³ 时

C.检测点苯浓度小于等于10 mg/m³ 时

D.检测点苯浓度小于等于6 mg/m³ 时

E.检测点无法检测到苯时

解析:B。要求低于苯的PC-STEL值。

第四节　重点练习

一、A0题型(单项选择题)

1. 对劳动者进行个体采样时,空气收集器的进气口应尽量接近有害物质散发点。( )

A.对   B.错

2. 在采样点温度低于5 ℃和高于35 ℃、大气压低于98.8 kPa和高于103.4 kPa时,应将工作场所空气样品的采样体积换算成标准采样体积。( )

A.对   B.错

3. 活性炭吸附剂适用于极性和弱极性化合物的采样。( )

A. 对　　　　　　B. 错

4. 短时间接触容许浓度采样时间一般为 15 min，最高容许浓度的采样时间一般不低于 15 min。（　　）

A. 对　　　　　　B. 错

5. 采集样本时应当注意根据毒物性质和事件危害特征采集具有代表性的样本，选择合适的采样工具和保存、转运容器，防止污染，采集的样本数量应当满足多次重复检测。（　　）

A. 对　　　　　　B. 错

6. 按照 GBZ159\GBZ/T189\GBZ/T192 及《工作规范》等标准规范的要求，应该在正常生产工况75%以上工况下进行采样。（　　）

A. 对　　　　　　B. 错

7. 最低检出浓度是在一定采样体积下，该方法所能检测的工作场所空气中有害物质的浓度。（　　）

A. 对　　　　　　B. 错

8. 短时间采样是指采样时间一般不超过 15 min 的采样。（　　）

A. 对　　　　　　B. 错

9. 采样点应设在工作地点的上风向。（　　）

A. 对　　　　　　B. 错

10. 如果吸收液样品中待测物浓度高是由采样过程中吸收液的溶剂挥发损失而造成的，则应先补充溶剂，恢复吸收液原本组成后，再用吸收液进行适当稀释。（　　）

A. 对　　　　　　B. 错

11. 标准采样体积是指在标准状况下的采集的体积。（　　）

A. 对　　　　　　B. 错

12. 气溶胶态化学物质的采样方法有滤料采样法、冲击式吸收管法和多孔玻板吸收管法。（　　）

A. 对　　　　　　B. 错

13. 《工作场所空气中有害物质监测的采样规范》GBZ159-2004规定，一个
有代表性的工作场所内有多台同类生产设备时，1～3台设置1个采样点；
4～10台设置2个采样点；10台以上，至少设置3个采样点。（　　）

    A. 对　　　　　　　　B. 错

14. 采样点应设在工作地点的上风向，应远离排气口和可能产生涡流的地点。
（　　）

    A. 对　　　　　　　　B. 错

15. 一个有代表性的工作场所内有多台同类生产设备时，1～10台设置1个采
样点；10台以上，至少设置2个采样点。劳动者工作是流动的，在流动
的范围内，一般每20 m设置1个采样点。（　　）

    A. 对　　　　　　　　B. 错

16. 粉尘采样位置选择在接近操作岗位的呼吸带高度。（　　）

    A. 对　　　　　　　　B. 错

17. 现场采样和检测记录单信息应如实记录，经被检测单位相关陪同人员签
字确认。（　　）

    A. 对　　　　　　　　B. 错

18. 个体采样指将空气收集器佩戴在采样对象的前胸右部，其进气口尽量接
近呼吸带所进行的采样。（　　）

    A. 对　　　　　　　　B. 错

19. 职业接触限值为最高容许浓度的有害物质采样，当劳动者实际接触时间
不足15 min时，按实际接触时间进行采样。（　　）

    A. 对　　　　　　　　B. 错

20. TWA浓度可以采用定点采样方法进行测定。（　　）

    A. 对　　　　　　　　B. 错

二、A1题型（单项选择题）

1. 一个工作场所有10台同类型的设备，至少需设置（　　）个采样点。

A.1   B.2

C.3   D.4

2. 一个工作场所工设置8台同类型设备，采样布点时应设选（ ）个采样点。

A.1   B.2

C.3   D.4

3. 长时间采样指采样时间一般在（ ）以上的采样。

A.1   B.2

C.3   D.4

4. 采用液体吸收法检测时，采样后要用管内的吸收液洗涤吸收管的进气管内壁（ ）次，混匀后供测定。

A.1~2   B.1~3

C.3~4   D.4~5

5. 车间内存在4台不同类型的生产设备，至少应设置（ ）个采样点。

A.1   B.2

C.3   D.4

6. 用短时间采样方法采集工作场所空气中铅烟，采集流量及时间应为（ ）。

A.5 L/min，15 min   B.20 L/min，15 min

C.25 L/min，15 min   D.5 L/min，20 min

7. 采样吸收管包括：大型气泡吸收管、小型气泡吸收管、（ ）、冲击式吸收管。

A.中型气泡吸收管   B.单孔玻板吸收管

C.多孔玻板吸收管   D.冲撞式吸收管

8. 劳动者是流动工作时，在流动的方位内，一般每（ ）m设置一个采样点。

A.5   B.8

C.10   D.15

9. 采用定点短时间采集工作场所空气中锰金属气溶胶，采样时间一般为15 min，采集流量应为（ ）。

A.3 L/min   B.5 L/min

C.25 L/min   D.15 L/min

10. 冲击式吸收管采集气溶胶采样流量为（　）L/min。

A.0.1~0.2   B.0.1~0.5

C.3   D.0.5~1.0

11. 职业危害检测采样的平均采样效率一般应不小于（　）。

A.75%   B.80%

C.85%   D.90%

12. 不可用于长时间个体采样的空气收集器有（　）。

A.活性炭管   B.冲击式吸收管

C.硅胶管   D.微孔滤膜

13. 在空气采样时，要带样品空白，其做法是（　）。

A.将空气收集器带到采样点，除不连接空气采样器，只需将空气收集器
自然平放在采样现场，收集和样品采集相同时间内的自然沉降或自然
吸附的化合物本底外，其余操作通样品

B.将空气收集器带到采样点，除与空气采样器连接但不打开空气采样器
外，其余操作同样品

C.将空气收集器带到采样点，除不打开空气收集器外，其余操作同样品

D.将空气收集器带到采样点，除不连接空气采样器采集空气样品外，其
余操作同样品

14. 作业场所空气中有害物质采用液体吸收管采样后，适宜的保存温度是
（　）。

A.4 ℃   B.0 ℃

C.常温   D.25 ℃

15. 适合于气体、蒸汽和颗粒物共存时的采样是（　）。

A.大型气泡吸收管采样   B.多孔玻板吸收管采样

C.无泵型气体采样   D.硅胶管采样

16. 用活性炭管采样，二硫化碳解吸。用气相色谱法测定时对二硫化碳的要求（　　）。

A.色谱纯　　　　　　　　　　　　B.化学纯

C.分析纯　　　　　　　　　　　　D.工业级

17. 张某对喷漆岗位存在的苯进行了定点采样，以 0.1 L/min 流量采集了 15 min，苯的检出限为 0.9 μg/mL，那么苯的最低检出浓度为（　　）mg/m³。

A.1.2　　　　　　　　　　　　　　B.1.5

C.0.9　　　　　　　　　　　　　　D.0.6

18. 冲击式吸收管法是利用空气样品中的颗粒以很大的速度冲击到盛有吸收液的管底部，在被吸收液洗下，因此在采气溶胶时的采样流量应设为（　　）。

A.3 L/min　　　　　　　　　　　　B.5 L/min

C.25 L/min　　　　　　　　　　　　D.15 L/min

19. 在不影响劳动者的工作的前提下，采样点尽可能地靠近劳动者；空气收集器应尽量接近劳动者工作室的呼吸带。呼吸带是指距离人的鼻孔（　　）所包含的空气带。

A.30 mm　　　　　　　　　　　　B.30 cm

C.50 mm　　　　　　　　　　　　D.25 cm

20. 以下空气采样材料不属于采样滤料的是（　　）。

A.微孔滤膜　　　　　　　　　　　B.超细玻璃纤维滤膜

C.过滤乙烯滤膜　　　　　　　　　D.活性炭管

21. 大气压在 101.2 kPa，温度在 20.6 ℃，采样流量 20 L/min，采样时间 15 min 下采锰及其无机化合物，其采样体积为（　　）L。

A.75　　　　　　　　　　　　　　B.300

C.7.5　　　　　　　　　　　　　　D.30

22. 某水泥制造厂配料线有 35 m 长，工人每天进行巡查，对配料线进行定点粉尘检测时，需要设置采样点是（　　）个。

A.1   B.2

C.3   D.4

23. 在进行空气中氮氧化物的测定时，用两只吸收管平行采样，一只接氧化管，另一只不接，则可分别计算出一氧化氮和二氧化氮的浓度。不经过氧化管的吸收液测得的是（   ）。

A.氮氧化物浓度   B.一氧化氮浓度

C.二氧化氮浓度   D.总氮浓度

24. 关于热解吸和溶剂解吸型固体吸附剂的描述，错误的是（   ）。

A.两者都可以使用活性炭或硅胶作为吸附剂

B.热解吸型采样管分前段和后段

C.体积小，重量轻，携带方便，适用性广

D.适用于有机、无机气体和蒸气

25. 对某铅酸蓄电池生产企业铸板岗位工作场所作业人员接触的铅烟进行采样所使用的方法是（   ）。

A.液体吸收法   B.活性炭吸附剂法

C.硅胶吸附剂法   D.滤料采样法

26. 短时间采样是指采样时间（   ）min 的采样。

A.≤ 10   B.10

C.≤ 15   D.15

E. ≤ 20

27. 空气中气溶胶态锰及其化合物用（   ）采集。

A.活性炭管   B.微孔滤膜

C.测尘滤膜   D.大型气泡吸收管

E.硅胶管

28. 原子吸收分光光度法可以分析（   ）。

A.苯   B.三氯乙烯

C.粉尘   D.铅

E.二氧化硫

29. 采集空气中的铅烟采用（　　）。

    A.过氯乙烯滤膜　　　　　　　　B.微孔滤膜

    C.玻璃纤维滤纸　　　　　　　　D.浸渍玻璃纤维滤纸

    E.活性炭管

30. 活性炭管常用来采集空气中的（　　）。

    A.有机化合物　　　　　　　　　B.无机化合物

    C.金属化合物　　　　　　　　　D.粉尘

    E.非金属化合物

31. 热解吸型固体吸附剂管，装有（　　）段固体吸附剂。

    A.1　　　　　　　　　　　　　　B.2

    C.3　　　　　　　　　　　　　　D.4

    E.5

32. 喷漆作业接触乙酸乙酯，劳动者接触状况为：$400 \ mg/m^3$，接触时间 9：00—10：15，$120 \ mg/m^3$，接触时间13：00—15：30，计算 C_{TWA} 为（　　）。

    A.92 mg/m^3　　　　　　　　　B.95 mg/m^3

    C.100 mg/m^3　　　　　　　　D.260 mg/m^3

    E.502 mg/m^3

三、A2题型（单项选择题）

1. 某工人接触乙酸乙酯的状况为：$400 \ mg/m^3$ 接触2 h，$160 \ mg/m^3$ 接触2 h，$120 \ mg/m^3$ 接触4 h，该工人接触乙酸乙酯的8 h时间加权平均容许浓度是（　　）。

    A.200 mg/m^3　　　　　　　　B.235 mg/m^3

    C.170 mg/m^3　　　　　　　　D.18 mg/m^3

    E.210 mg/m^3

2. 采集空气重苯以0.1 L/min流量，采样时间为15 min，检测当天温度为36 ℃，大气压为 102.4 kPa，则空气中的苯物质标准采样体积是（　）L。

A.1.5 　　　　　　　　　　　B.1.44

C.1.23 　　　　　　　　　　　D.1.32

E.1.18

3. 某化学毒物的 PC-TWA 为 10 mg/m³，每天接触时间为 2 h，则峰浓度限值为（　）mg/m³。

A.10 　　　　　　　　　　　B.20

C.30 　　　　　　　　　　　D.40

E.50

4. 某化学毒物的 PC-TWA 为 10 mg/m³，每天仅投料 1 次，接触 10 min，则峰浓度限值为（　）mg/m³。

A.10 　　　　　　　　　　　B.20

C.30 　　　　　　　　　　　D.40

E.50

5. 张某在企业（工作制 8 h/d，5 d/w）从事木料加工作业，每天锯切木料 2 h，木加工 3 h，打磨木料 1 h，采用定点采样各 15 min，测得木粉尘浓度分别为 2.33 mg/m³、3.37 mg/m³、5.23 mg/m³，其余时间休息。张某接触木粉尘的 C_{TWA} 为（　）mg/m³。

A.0.3 　　　　　　　　　　　B.2.3

C.2.5 　　　　　　　　　　　D.3.6

E.5.2

6. 冶炼厂的窑头窑尾采集粉尘样品时，选用（　）。

A.过氯乙烯滤膜 　　　　　　B.浸渍玻纤

C.超细玻璃纤维滤纸 　　　　D.微孔滤膜

E.丙纶滤膜

7. 对甲醇进行检测时，采用的固态吸附剂为（　）。

A.活性炭管 　　　　　　　　B.硅胶管

C.微孔滤膜　　　　　　　　　　D.401有机担体

E.GDX-101

8. 某喷漆厂喷漆工喷漆前先调漆0.5 h，然后喷漆3.5 h；对其进行检测时优先
采用（　　）。

A.个体采样　　　　　　　　　　B.定点采样

C.长时间采样　　　　　　　　　D.短时间采样

E.个体长时间采样

9. 对某一造纸厂进行硫化氢的检测，从采完样时算起，可至少保存（　　）d。

A.1　　　　　　　　　　　　　　B.2

C.3　　　　　　　　　　　　　　D.5

E.7

10. 冲击式吸收管法是利用空气样品中的颗粒以很大的速度冲击到盛有吸收
液的管底部，在被吸收液洗下，因此在采气溶胶时的采样流量应设为
（　　）。

A.5 L/min　　　　　　　　　　B. 15 mL/min

C. 0.5 L/min　　　　　　　　　D. 3 L/min

E. 15 L/min

11. 小明为某家具厂木工，每天需要进行木料机磨打磨工作4 h，进行手磨打
磨工作3 h，最后进行1 h的木料进出台账整理。现分别测量3个工段的木
粉尘浓度为：4.5 mg/m^3，2.2 mg/m^3，0.7 mg/m^3。小明受监测当天接触到的
木粉尘C_{TWA}是（　　）mg/m^3。

A.4.5　　　　　　　　　　　　B.3.2

C. 2.2　　　　　　　　　　　　D.1.5

E.0.7

12. 以下空气采样材料不属于采样滤料的是（　　）。

A.微孔滤膜　　　　　　　　　　B.超细玻璃纤维滤膜

C.过滤乙烯滤膜　　　　　　　　D.活性炭管

E. 醋酸纤维滤膜

13. 大气压在 101.2 kPa，温度在 20.6 ℃，采样流量 0~20 L/min，采样时间 15 min 下采锰及其无机化合物，其采样体积为（　）L。

A. 75　　　　　　　　　　　　　B. 300

C. 7.5　　　　　　　　　　　　　D. 30

E. 1.5

14. 当实施个体采样时，某岗位有6名劳动者，如果能够确定接触有害物质浓度最高和接触时间最长的劳动者，个体采集对象应选择（　）人。

A. 2　　　　　　　　　　　　　　B. 3

C. 4　　　　　　　　　　　　　　D. 5

E. 6

15. 某工种每周工作5天，每天工作时间8 h。其工作中接触乙酸乙酯情况为：150 mg/m^3，接触2 h；100 mg/m^3，接触3 h；120 mg/m^3，接触3 h，该工作每天接触的浓度为（　）mg/m^3。

A. 120　　　　　　　　　　　　　B. 130

C. 220　　　　　　　　　　　　　D. 140

E. 125

16. 下列危害因素中，（　）是采用最高容许浓度（MAC）进行评价的。

A. 丙烯醇　　　　　　　　　　　　B. 丙烯酸正丁酯

C. 丙烯酸　　　　　　　　　　　　D. 丙烯醛

E. 丙烯酸甲酯

17. 某纺织厂车间内有12台同型号的梳棉机，需要检测棉尘，则至少设置（　）个采样点合适。

A. 2　　　　　　　　　　　　　　B. 3

C. 4　　　　　　　　　　　　　　D. 5

E. 6

18. 某水泥制造厂配料线有35 m长，工人每天进行巡查，对配料线进行定点粉尘检测时，需要设置采样点（　）个。

A.1　　　　　　　　　　B.2

C.3　　　　　　　　　　D.4

E.5

19. 某化工厂要进行盐酸的定点采样，在进行样品采集时，下列说法不正确的是（　）。

A.选择有代表性的、空气中有害物质浓度最高的工作地点作为重点采样检测点

B.将空气收集器的进气口尽量安装在劳动者工作时的呼吸带

C.在空气中有害物质浓度最高的时段进行采样

D.采样时间一般为 15 min

E.盐酸的职业接触限值采用最高容许浓度评价

20. 关于滤料采集法的优点，下列说法不正确的是（　）。

A.适用于各种气溶胶的采样，采样效率高

B.适用于有机溶剂的采样，采样方便

C.采样流量范围宽，适用于短时间采样、长时间采样、定点采样和个体采样

D.操作简便，使用的设备材料便宜，不易破损

E.易于保存，携带方便，保存时间长

21. 对某铅酸蓄电池生产企业铸板岗位工作场所作业人员接触的铅烟进行采样所使用的方法是（　）。

A.液体吸收法　　　　　　B.活性炭吸附剂法

C.硅胶吸附剂法　　　　　D.滤料采样法

E.直接进气法

22. 当C-STEL超过PC-TWA，达到PC-STEL水平时，一次连续接触时间不超过（　）min，每个工作日接触次数不超过（　）次，相继接触间隔时间不短于（　）min。

A.15,3,30　　　　　　B.15,4,60

C.10,3,60　　　　　　D.10,4,30

E.0,3,90

四、A3题型（单项选择题）

1. 有些有害物可以蒸气和气溶胶形式共同存在，如三氧化二砷、TNT等。

　　1）气溶胶态三硝基甲苯使用（　）进行采样。

　　　　A.微孔滤膜　　　　　　B.活性炭管

　　　　C.硅胶管　　　　　　　D.玻璃纤维滤纸

　　　　E.浸渍滤纸

　　2）以蒸气和气溶胶形式共同存在的有害物质，不能用（　）进行采样。

　　　　A.浸渍滤料法　　　　　B.聚氨酯泡沫塑料法

　　　　C.大型和小型气泡吸收管法　　D.联法

　　　　E.冲击式吸收关和多孔玻板吸收管

2. 某纺织企业纺纱车间内有10台纺纱机，面积约为200 m²，操作工作业时为站位，对该车间内噪声进行检测：

　　1）应选择（　）个检测点。

　　　　A.1　　　　　　　　　B.2

　　　　C.3　　　　　　　　　D.4

　　　　E.5

　　2）测量时的高毒为（　）m。

　　　　A.1.2　　　　　　　　B.1.7

　　　　C.1.6　　　　　　　　D.1.4

　　　　E.1.5

3. 工作场所空气中有机化合物样品采集大多数采用固体吸附剂法，一些无机盐如盐酸、硫酸等也可采用固体吸附剂进行采集。

　　1）固体吸附剂主要用于气态和蒸气态的（　）的采集。

A.金属及其化合物　　　　B.有机化合物

C.无机化合物　　　　　　D.类金属化合物

E.金属及无机化合物

2）用固体吸附剂采集气态和蒸气态待测物后，需要将待测物转移到溶液中，然后再测定溶液中待测物的含量。常用的方法是（　　）。

A.稀释　　　　　　　　　B.取

C.脱　　　　　　　　　　D.吸

E.解

4. 在进行空气中氮氧化物的测定时，用两支吸收管平行采样，一支接氧化管，另一支不接，则可分别计算出一氧化氮和二氧化氮的浓度。

1）不接氧化管的吸收液测得的是（　　）。

A.氮氧化物浓度　　　　　B.一氧化氮浓度

C.二氧化氮浓度　　　　　D.总氮浓度

E.一氧化氮加二氧化氮浓度

2）氧化管内填充的物质为（　　）。

A.三氧化铬砂子　　　　　B.酸性高锰酸钾

C.活性炭　　　　　　　　D.硅胶管

E.硼砂

5. 某电焊作业场所，接触电焊烟尘、电焊弧光、氮氧化物、噪声、高温。

1）氮氧化物用（　　）采集。

A.大型气泡吸收管　　　　B.小型气泡吸收管

C.多孔玻板吸收管　　　　D.冲击式吸收管

E.滤膜

2）危害因素中属于气溶胶的是（　　）。

A.电焊烟尘　　　　　　　B.电焊弧光

C.氮氧化物　　　　　　　D.噪声

E.高温

6. 某有机溶剂工作场所用固体吸附剂采样管进行有机溶剂采样。

    1）样品保存要注意（　　）。

        A.两端密封，低温保存，在规定的时间内完成分析

        B.两端密封，低温保存，在任何时间内完成分析

        C.两端密封，常温保存，在任何时间内完成分析

        D.两端敞口，低温保存，在规定时间内完成分析

        E.两端敞口，低温保存，在任何时间内完成分析

    2）采集空气中苯，以0.2 L/min的流量采集10 min（在标准状况下），用1 mL二硫化碳解吸后，测得苯20 μg/mL。空气中苯的浓度是（　　）。

        A.5 mg/m^3 B.8 mg/m^3

        C.10 mg/m^3 D.15 mg/m^3

        E.20 mg/m^3

7. 某调漆岗位工人每班调漆2次，每次作业5 min，作业过程中接触苯，2次定点短时间采样测定工作场所空气中苯的浓度分别为3.4 mg/m^3、4.2 mg/m^3。

    1）每次定点短时间采样的时间为（　　）。

        A.5 min   B.10 min

        C.15 min   D.20 min

        E.30 min

    2）该岗位短时间接触浓度为（　　）。

        A.1.1 mg/m^3 B.1.4 mg/m^3

        C.2.5 mg/m^3 D.3.4 mg/m^3

        E.4.2 mg/m^3

8. 假设某企业7名焊接岗位操作工能够确定是接触电焊粉尘浓度最高和接触时间最长的劳动者时。

    1）在对其进行个体采样时，应选定（　　）名操作工作为采样对象。

        A.2   B.3

        C.4   D.5

E.7

2）不能够确定是接触有害物质浓度最高和接触时间最长的劳动者时，应选定（　　）名操作工作为采样对象。

A.3 　　　　　　　　　　　B.4

C.5 　　　　　　　　　　　D.6

E.7

9. 某职业卫生检测人员傅某做采样前准备，因现场调查判定存在危害因素粉尘，因粉尘浓度暂时无法确定，傅某准备了40 mm和75 mm两种规格的滤膜。

1）选择用直径为40 mm的滤膜采样时，空气中粉尘浓度为（　　）。

A.≤20 mg/m³ 　　　　　　B.≤30 mg/m³

C.≤40 mg/m³ 　　　　　　D.≤50 mg/m³

E.≤60 mg/m³

2）选择用直径为75 mm的滤膜采样时，空气中粉尘浓度为（　　）。

A.>20 mg/m³ 　　　　　　B.>30 mg/m³

C.>40 mg/m³ 　　　　　　D.>50 mg/m³

E.>60 mg/m³

10. 某注塑厂生产运营中，涉及的主要原辅料为酚醛膜树脂。

1）现场最主要的职业病危害因素是（　　）。

A.甲醇 　　　　　　　　　B.甲醛

C.乙醇 　　　　　　　　　D.氯化氢

E.硫化氢

2）该有害物质采样收集器是（　　）。

A.活性炭管 　　　　　　　B.大型吸收管

C.直读 　　　　　　　　　D.微孔滤膜

E.浸渍玻璃纤维滤纸

五、A4题型（单项选择题）

1. 空气中的一氧化氮和二氧化氮的浓度采用盐酸萘乙二胺分光光度法测定。

   1）在采样点，用两支各装有5.0 mL吸收液的（　　）平行放置。

   A.大型气泡吸收管　　　　　　B.小型气泡吸收管

   C.多空玻板吸收管　　　　　　D.冲击式吸收管

   2）其中一支吸收管进气口接（　　）。

   A.干燥管　　　　　　　　　　B.氧化管

   C.解吸管　　　　　　　　　　D.消解管

   3）各以0.5 L/min流量采集空气样品，直到吸收液呈现（　　）为止。

   A.淡黄色　　　　　　　　　　B.淡绿色

   C.淡紫色　　　　　　　　　　D.淡红色

2. 某垃圾发电厂的主要工艺流程单元为垃圾焚烧单元、烟气处理单元、燃煤工程单元、垃圾接收及进料单元、汽轮机发电单元等，工人以巡检作业为主。

   1）在垃圾焚烧单元，工人在灰渣输送皮带进行作业，在流动的范围内，一般每（　　）设置1个采样点。

   A.5 m　　　　　　　　　　　B.8 m

   C.10 m　　　　　　　　　　 D.15 m

   2）烟气处理单元反应塔主要存在铅烟、氮氧化物等危害因素。用于铅烟采集的介质为（　　）。

   A.微孔滤膜　　　　　　　　　B.玻璃纤维滤纸

   C.过滤乙烯滤膜　　　　　　　D.活性炭管

   3）采样时，如果工作现场采样点的实际温度和实际气压过高或过低（温度低于（　　）℃或高于（　　）℃，大气压低于98.8 kPa或高于103.4 kPa），在计算空气中有毒物质浓度之前，应先将采集的空气体积换算为标准采样体积。

   A.5，30　　　　　　　　　　B.5，35

C.10，30 D.10，35

4）垃圾焚烧单元，垃圾分拣工每日工作8 h，全工作日连续一次性采样或进行（ ）次或（ ）以上的采样。

A.2，2 B.3，3

C.2，3 D.4，4

3. 在密闭空间进行采样时，应根据实际情况确定监测点的数量和位置。

1）两检测点之间的距离不超过（ ）m。

A.3 B.5

C.8 D.10

E.12

2）如果是圆柱形密闭空间，水平直径在8 m以内，检测点距离密闭顶部和底部均不超过1 m的，设（ ）。

A.上下一组2个点 B.上中下一组3个点

C.前后一组2个点 D.前中后一组3个点

E.上下两组4个点

3）为避免外部气流和内部气流对结果的影响，检测点应设在距离密闭空间开口通风处（ ）m以上。

A.0.5 B.1

C.1.5 D.2

E.2.5

4）若所进入密闭空间中的空气是分层的，在进入方向和进入两侧（ ）m范围内进行检测。

A.0.5 B.1 C.1.2 D.1.5 E.2

4. 制鞋企业是指全部或部分采用皮革、橡胶、合成橡胶以及塑料、帆布、绳索、木料等材料，制成靴、鞋、凉鞋、拖鞋及木屐等的生产企业。

1）制鞋企业的职业危害因素主要是黏合剂中的（ ）等挥发性物质。

A.苯、甲苯、二甲苯 B.正己烷、1,2-二氯乙烷

C.甲醛、正己烷   D.二甲苯、正己烷

E. 1,2-二氯乙烷、甲苯

2）刷胶作业工作台的通风排毒设施宜采用下吸风或侧吸风方式，如采用上吸风方式时，吸风罩口的高度应（ ）劳动者操作时的呼吸带。

A.不低于   B.不高于

C.等于   D.高于

E.低于

3）以下说法错误的是（ ）。

A.胶黏剂的调制应在单独房间内进行

B.调制间应设有有效的通风排毒装置

C.密闭罩的吸风口应设置在物料飞溅区外，并应保持罩内形成微正压的能力

D.调制胶黏剂的搅拌机应密闭

E.调制胶黏剂的搅拌机上方应设有局部通风排毒装置

4）该行业如引起慢性职业中毒，主要影响的系统是（ ）。

A.呼吸系统   B.神经精神系统

C.消化系统   D.循环系统

E.血液系统

5. 职业接触限值是指劳动者在职业活动过程中长期反复接触某种或多种职业性有害因素，不会引起绝大多数接触者不良健康效应的容许接触水平。化学有害因素的职业接触限值分为时间加权平均容许浓度、短时间接触容许浓度和最高容许浓度三类。

1）在评价职业接触限值为时间加权平均容许浓度时，应选定有代表性的采样点，连续采样（ ），其中应包括空气中有害物质浓度是高的工作日。

A.1个工作班   B.3个工作日

C.1个工作日   D.8 h

E.3个工作班

2）在评价职业接触限值为短时间容许浓度或最高容许浓度时，应选定有代表性的采样点，在（　）内空气中有害物质浓度最高的时段进行采样。

A.1个工作班　　　　　　　　B.3个工作日

C.1个工作日　　　　　　　　D.8 h

E.3个工作班

3）峰浓度是指在遵守PC–TWA的前提下，容许在一个工作日内发生的任何一次短时间（　）超出PC–TWA水平的最大接触浓度。

A.10 min　　　　　　　　　　B.15 min

C.2 min　　　　　　　　　　　D.5 min

E.1 h

4）化学有害因素的行动水平，根据工作场所环境、接触的有害因素的不同而有所不同，一般为该因素容许浓度的（　）。

A.1/3　　　　　　　　　　　B.1/4

C.1倍　　　　　　　　　　　D.1/2

E.2倍

6. 职业性铅中毒仍是我国最常见的慢性中毒，常见于铅矿的开采、烧结和精炼，含铅金属和合金的熔炼，蓄电池制造，印刷业铸字和浇板，电缆包铅，自来水管道、食品罐头及电工仪表元件焊接，修、拆旧船、桥梁、建筑时的焊割等作业。

1）国内以铅熔炼、（　）制造行业发生铅中毒的人数较多。

A.铅矿的开采　　　　　　　　B.印刷业铸字和浇板

C.蓄电池　　　　　　　　　　D.建筑时的焊割

2）铅及其化合物主要以（　）形式进入人体。

A.烟　　　　　　　　　　　　B.蒸气

C.雾　　　　　　　　　　　　D.粉尘、烟或蒸气

E. 粉尘

3）空气中铅及其化合物采样常采用（　　）。

A. 硅胶管　　　　　　　　　　　B. 活性炭管

C. 大型气泡吸收管　　　　　　　D. 测尘滤膜

E. 微孔滤膜

4）短时间采样，在采样点，以（　　）流量采集15 min空气样品。

A.5.0 L/min　　　　　　　　　　B.5.1 L/min

C.5.2 L/min　　　　　　　　　　D.5.3 L/min

E.5.4 L/min

7. 某诊室血压计摔破，汞溅落到地面，造成污染。

1）应当采用（　　）方法来消除该诊室空气中的汞。

A. 清扫地面　　　　　　　　　　B. 降低室内空气温度

C. 工作人员戴口罩　　　　　　　D. 用碘按1 g/m³浓度加热熏蒸

E. 戴防毒口罩

2）要对诊室空气中的汞采样检测，应采用（　　）。

A. 硅胶管　　　　　　　　　　　B. 活性炭管

C. 大型气泡吸收管　　　　　　　D. 测尘滤膜

E. 微孔滤膜

3）采样流量为（　　）。

A.300 mL/min　　　　　　　　　B.350 mL/min

C.400 mL/min　　　　　　　　　D.450 mL/min

E.500 mL/min

4）金属汞蒸气TWA限值为（　　）。

A.0.01　　　B.0.02　　　C.0.03　　　D.0.04　　　E.0.05

六、B题型（单项选择题）

1. 职业病危害因素检测方法和仪器很多，根据工作场所状况和目的选择不同的仪器。

1）可能存在苯、氯化氢、二氧化硫等高度物质的场所发生突发事故时应选（ ）进行检测。

2）工作场所粉尘检测应选（ ）。

3）工作场所金属及其化合物检测一般选（ ）。

  A.采样管   B.分析天平

  C.噪声仪   D.原子吸收光谱仪

  E.紫外可见分光光度计

2. 空气中有害物质由于其理化性质不同，其存在状态各异，需要的采样方法也不同。

1）（ ）状态的有害物质粒径最小。

2）常温下酚的存在状态是（ ）。

3）（ ）状态的物质采样主要采用吸附剂管采样法。

  A.固体   B.雾

  C.烟   D.粉尘

  E.蒸气态

3. 工作场所有多台同时运行的同类型设备。

1）当同类型的设备有3台时，应至少设置（ ）个采样点。

2）当同类型的设备有6台时，应至少设置（ ）个采样点。

3）当同类型的设备有9台时，应至少设置（ ）个采样点。

  A.1   B.2   C.3   D.4   E.5

4. 不同种类化学危害因素可以采取不同形式的检测分析方法。

1）氮氧化物应采取的分析方法是（ ）。

2）铅烟应采取的分析方法是（ ）。

3）苯应采取的分析方法是（ ）。

  A.原子吸收光谱法   B.原子荧光光谱法

  C.紫外可见分光光度法   D.离子色谱法

E.气相色谱法

5. 不同化学物质根据性质不同，应采取不同的采样介质进行采样。

1）芳香烃类和酯类一般使用（　　）采样。

2）铅、锰等重金属一般使用（　　）采样。

3）氨、氯化氢等无机气体一般使用（　　）采样。

A.活性炭管　　　　　　　　　B.硅胶管

C.测尘滤膜　　　　　　　　　D.微孔滤膜

E.吸收液

6. 化学性有害因素的职业接触限值包括三类。

1）在一个工作日内、任何时间、工作地点的化学有害因素均不应超过的浓度是（　　）。

2）在遵守PC-TWA前提下容许短时间（15 min）接触的浓度是（　　）。

3）以时间为权数规定的8 h工作日、40 h工作周的平均容许接触浓度的是（　　）。

A.时间加权平均容许浓度　　　B.短时间接触容许浓度

C.峰值浓度　　　　　　　　　D.超限倍数

E.最高容许浓度

7. 不同采样介质采集不同的职业病危害因素后，均有一定的保质期。

1）采集氯气后样品的保质期为（　　）。

2）采集铅尘后样品的保质期为（　　）。

3）溶剂解析活性炭管采集甲醇后样品的保质期为（　　）。

A.12 h　　　　B.24 h　　　　C.48 h　　　　D.7 d　　　　E.长期

8. 使用液体吸收法进行采用时，不同的物质应选用与之相适应的采样吸收管。

1）使用大型气泡吸收管进行采样的物质是（　　）。

2）使用小型气泡吸收管进行采样的物质是（　　）。

3）使用多孔玻板吸收管进行采样的物质是（　　）。

A.硫化氢   B.甲醛

C.硫酸   D.氰化氢

E.二甲基甲酰胺

七、C题型（多项选择题）

1. 不适用于气溶胶态化学物质的采样方法有（   ）。

    A.滤料采样法   B.冲击式吸收观法

    C.多孔玻板吸收管法   D.固体吸附剂法

    E.无泵采样法

2. 对工作场所空气中有害物质采样，以下描述正确的是（   ）。

    A.选择有代表性的工作地点，其中应包括空气中有害物质浓度最高、劳动者接触时间最长的工作地点

    B.在不影响劳动者工作的情况下，采样点尽可能靠近劳动者；空气收集器应尽量接近劳动者工作时的呼吸带

    C.采样必须在正常工作状态和环境下进行，避免人为因素的影响

    D.长时间采样应进行全工作日连续一次性采样，不能进行2次或2次以上的采样

    E.为正确选择采样点、采样对象、采样方法和采样时机等，必须在采样前对工作场所进行现场调查

3. 蒸气和气溶胶有害物质共存时的采样方法有（   ）。

    A.浸渍滤料法   B.聚氨酯泡沫塑料法

    C.固体吸附剂法   D.串联法

    E.冲击式吸收管和多孔玻板吸收管

4. 在工作场所中，有些有害物质可以蒸气和气溶胶的形式共同存在，例如TNT和一些多环芳烃等，常用的采集此类物质的方法有（   ）。

    A.活性炭吸附   B.浸渍滤料法

    C.聚氨酯泡沫塑料   D.串联法

E.硅胶吸附

5. 无泵型采样器是指利用有毒物质（　　）为原理设计制作的、不需要抽气动力的空气采样器。

　　A.分子扩散　　　　　　　　B.溶剂吸收

　　C.物理吸附　　　　　　　　D.渗透作用

　　E.化学反应

八、D题型（不定项选择题）

1. 张某从事电镀作业，电镀为手工方式进行。电镀时，每隔20 min要去前处理车间进行5 min除锈前处理，除锈液为盐酸。张某手持挂件弯腰作业，鼻孔距离地面1.4 m高。

　　1）选择（　　）方式对盐酸进行采样。

　　　　A.个体　　　　　　　　B.定点长时间

　　　　C.定点20 min　　　　　D.定点15 min

　　　　E.点5 min

　　2）采集盐酸时的流量为（　　）L/min。

　　　　A.0.1　　　B.0.3　　　C.0.5　　　D.1.0　　　E.3.0

　　3）用来对其进行评价的职业接触限值为（　　）。

　　　　A.PC-TWA　　　　　　　　B.PC-STEL

　　　　C.MAC　　　　　　　　　D.峰值浓度

　　　　E.限倍数

　　4）在呼气带内，采样设备的放置高度合理的是（　　）。

　　　　A.1.2 m　　　B.1.4 m　　　C.1.6 m　　　D.1.8 m　　　E.2 m

2. 某木家具制造厂机制车间内设有1台开料机（1人负责），2台开孔机（每台由2人负责），2人使用气枪进行组装。以上岗位均接触一样的职业病危害因素。

　　1）该木家具制造厂存在的职业病危害因素有（　　）。

A.高温　　　　　　　　　B.工频电场

C.噪声　　　　　　　　　D.木粉尘

E.紫外辐射

2）在不确定接触危害哪个工人最大的前提下，如对工人进行个体监测，需要选择（　　）作为采样对象。

A.3人　　　B.4人　　　C.5人　　　D.6人　　　E.7人

3）如要对上述某职业病危害因素进行采样，应选用（　　）进行采样。

A.微孔滤膜　　　　　　　B.过滤乙烯滤膜

C.超细玻璃纤维滤膜　　　D.石棉纤维滤膜

E.活性炭管

3. 对某用人单位人工加料岗位作业场所进行职业病危害因素识别调查，结果如下：A加料点依次加入粉状物料，包括活性炭、高岭土、滑石粉、氧化铝、片碱（主要成分为氢氧化钠）；B加料点加入液体物料盐酸，单次作业内容包括拆管1 min、加料5 min、接管2 min。

1）加料岗位应识别为粉尘的职业病危害因素有（　　）。

A.活性炭　　　　　　　　B.滑石

C.硅藻土　　　　　　　　D.氧化铝

E.片碱

2）需要测定粉尘中游离二氧化硅含量的因素有（　　）。

A.活性炭　　　　　　　　B.滑石

C.硅藻土　　　　　　　　D.氧化铝

E.片碱

3）对片碱进行采样所使用的空气收集器为（　　）。

A.活性炭管　　　　　　　B.硅胶管

C.微孔滤膜　　　　　　　D.过氯乙烯滤膜

E.玻璃纤维滤膜

4）盐酸的采样时长为（　　）。

A.5 min　　B.8 min　　C.10 min　　D.15 min　　E.30 min

4. 某制鞋厂上胶岗位已确定接触有害物质浓度最高和接触时间最长的员工有 10名，已知胶水中的成分为甲醛、苯系物、酯类。

1）个体采样时，采样对象有（　）人。

A.1　　B.2　　C.3　　D.4　　E.5

2）苯系物用（　）采集。

A.活性炭管　　　　　　　B.硅胶管

C.滤膜　　　　　　　　　D.多孔玻板吸收管

E.大泡吸收管

3）甲醛用（　）采集。

A.活性炭管　　　　　　　B.硅胶管

C.滤膜　　　　　　　　　D.多孔玻板吸收管

E.大泡吸收管

答案：

一、A0题型（单项选择题）

1.B，2.B，3.B，4.B，5.B，6.B，7.B，8.A，9.B，10.A，11.B，12.A，13.A，14.A，15.B，16.A，17.A，18.B，19.A，20.A

二、A1题型（单项选择题）

1.B，2.B，3.A，4.C，5.D，6.A，7.C，8.C，9.B，10.C，11.D，12.B，13.D，14.A，15.B，16.A，17.D，18.A，19.B，20.D，21.A，22.C，23.C，24.B，25.D，26.C，27.B，28.D，29.B，30.A，31.A，32.C

三、A2题型（单项选择题）

1.A，2.B，3.C，4.E，5.C，6.C，7.B，8.E，9.D，10.D，11.C，12.D，13.A，14.B，15.A，16.D，17.B，18.C，19.D，20.B，21.D，22.B

四、A3题型（单项选择题）

1-1）D，1-2）C，2-1）C，2-2）E，3-1）B，3-2）D，4-1）C，4-2）A，

5-1）C，5-2）C，6-1）A，6-2）C，7-1）A，7-2）C，8-1）B，8-2）D，9-1）D，9-2）D，10-1）B，10-2）B

五、A4题型（单项选择题）

1-1）C，1-2）B，1-3）D，2-1）C，2-2）A，2-3）B，2-4）A，3-1）C，3-2）A，3-3）B，3-4）C，4-1）A，4-2）E，4-3）C，4-4）E，5-1）B，5-2）C，5-3）B，5-4）D，6-1）C，6-2）D，6-3）E，6-4）A，7-1）D，7-2）C，7-3）E，7-4）B

六、B题型（单项选择题）

1-1）A，1-2）B，1-3）D，2-1）C，2-2）A，2-3）E，3-1）A，3-2）B，3-3）B，4-1）C，4-2）A，4-3）E，5-1）A，5-2）D，5-3）E，6-1）E，6-2）B，6-3）A，7-1）B，7-2）E，7-3）D，8-1）B，8-2）D，8-3）A

七、C题型（多项选择题）

1.DE，2.ABCE，3.ABDE，4.BCD，5.AD

八、D题型（不定项选择题）

1-1）E，1-2）C，1-3）C，1-4）ABC，2-1）CD，2-2）E，2-3）BC，3-1）ABCD，3-2）BC，3-3）C，3-4）B，4-1）C，4-2）A，4-3）E

第二章 工作场所空气中粉尘检测

第一节 检测技术

一、总粉尘浓度测定

1.滤膜的准备

干燥：称量前，将滤膜置于干燥器内2 h以上。

称量：用镊子取下滤膜的衬纸，将滤膜通过除静电器，除去滤膜的静电，在分析天平上准确称量。在衬纸上和记录表上记录滤膜的质量和编号。将滤膜和衬纸放入相应容器中备用，或将滤膜直接安装在采样头上。

安装：滤膜毛面应朝进气方向，滤膜放置应平整，不能有裂隙或褶皱。用直径为75 mm的滤膜时，做成漏斗状装入采样夹。

2.采样

现场采样按照GBZ 159执行。

定点采样：根据粉尘检测的目的和要求，可以采用短时间采样或长时间采样。

短时间采样：在采样点，将装好滤膜的粉尘采样夹，在呼吸带高度以15～40 L/min流量采集15 min空气样品。

长时间采样：在采样点，将装好滤膜的粉尘采样夹，在呼吸带高度以1～5 L/min流量采集1~8 h空气样品（由采样现场的粉尘浓度和采样器的性能等确定）。

个体采样：将装好滤膜的小型塑料采样夹，佩戴在采样对象的前胸上部，进气口尽量接近呼吸带，以1～5 L/min流量采集1~8 h空气样品（由采样现场的粉尘浓度和采样器的性能等确定）。

3. 滤膜上总粉尘的增量（Δm）要求

无论定点采样或个体采样，要根据现场空气中粉尘的浓度、使用采样夹的大小和采样流量及采样时间，估算滤膜上总粉尘的增量（Δm）。使用直径不超过37 mm的滤膜时，Δm不得大于5 mg；使用直径为40 mm的滤膜时，Δm不得大于10 mg；使用直径为75 mm的滤膜时，Δm不限。

采样前，要通过调节使用的采样流量和采样时间，防止滤膜上粉尘增量超过上述要求（即过载）。

采样过程中，若有过载可能，应及时更换采样夹。

4. 样品的运输与保存

采样后，取出滤膜，将滤膜的接尘面朝里对折两次，置于清洁容器内。或将滤膜或滤膜夹取下，放入原来的滤膜盒中。室温下运输和保存。携带运输过程中应防止粉尘脱落或二次污染。

5. 样品的测量

称量前，将采样后的滤膜置于干燥器内2 h以上，除静电后，在分析天平上准确称量。滤膜增量（Δm）$\geq$ 1 mg时，可用感量为0.1 mg分析天平称量；滤膜增量（Δm）$\leq$ 1 mg时，应用感量为0.01 mg分析天平称量。

按式（1）计算空气中总粉尘的浓度：

$$c = \frac{m_2 - m_1}{V \cdot t} \times 1000 \tag{1}$$

式中：c —— 空气中总粉尘的浓度，mg/m^3；

m_2 —— 采样后的滤膜质量，mg；

m_1 —— 采样前的滤膜质量，mg；

V —— 采样流量，L/min；

t —— 采样时间，min。

二、呼吸性粉尘浓度测定

1.滤膜的准备（同总粉尘）

2.采样（同总粉尘）

3.滤膜上总粉尘的增量（Δm）要求

无论定点采样或个体采样，要根据现场空气中粉尘的浓度、使用采样夹的大小和采样流量及采样时间，估算滤膜上总粉尘的增量（Δm）。Δm不得小于0.1 mg，不得大于5 mg。采样前，要通过调节采样时间，防止滤膜上粉尘增量超过上述要求。采样过程中，若有过载可能，应及时更换预分离器。

4.样品的运输与保存（同总粉尘）

5.样品的测量

称量前，将采样后的滤膜置于干燥器内2 h以上，除静电后，在分析天平上准确称量。滤膜称重应用感量为0.01 mg分析天平称量。

按式（2）计算空气中呼吸性粉尘的浓度：

$$c = \frac{m_2 - m_1}{V \cdot t} \times 1000 \qquad （2）$$

式中：c —— 空气中总粉尘的浓度，mg/m³；

　　　m_2 —— 采样后的滤膜质量，mg；

　　　m_1 —— 采样前的滤膜质量，mg；

　　　V —— 采样流量，L/min；

　　　t —— 采样时间，min。

三、粉尘分散度的测定

1.滤膜溶解涂片法

1）测定原理

将采集有粉尘的过氯乙烯滤膜溶于有机溶剂中，形成粉尘颗粒的混悬液，制成标本，在显微镜下测量和计数粉尘的大小及数量，计算不同大小粉尘颗粒的百分比。

2）测定

将采集有粉尘的过氯乙烯滤膜放入瓷坩埚或烧杯中，用吸管加入1~2 mL乙酸丁酯，用玻璃棒充分搅拌，制成均匀的粉尘混悬液。立即用滴管吸取1滴，滴于载物玻片上；用另一载物玻片成45°角推片，待自然挥发，制成粉尘（透明）标本，贴上标签，注明样品标识。

目镜测微尺的标定：将待标定目镜测微尺放入目镜筒内，物镜测微尺置于载物台上，先在低倍镜下找到物镜测微尺的刻度线，移至视野中央，然后换成400~600放大倍率，调至刻度线清晰，移动载物台，使物镜测微尺的任一刻度与目镜测微尺的任一刻度相重合。然后找出两种测微尺另外一条重合的刻度线，分别数出两种测微尺重合部分的刻度数，按照公式（3）计算出目镜测微尺刻度的间距（μm）。

$$D = \frac{a}{b} \times 10 \qquad\qquad (3)$$

式中：D —— 目镜测微尺刻度的间距，μm；

　　　a —— 物镜测微尺刻度数；

　　　b —— 目镜测微尺刻度数；

　　　10 —— 物镜测微尺每刻度间距，μm。

分散度的测定：取下物镜测微尺，将粉尘标本放在载物台上，先用低倍镜找到粉尘颗粒，然后在标定目镜测微尺所用的放大倍率下观察，用目镜测微尺随机地依次测定每个粉尘颗粒的大小，遇长径量长径，遇短径量短径。至少测量200个尘粒。按表2-1分组记录，算出百分数。

表2-1　粉尘分散度测量记录表

粒径/μm	<2	2~<5	5~<10	≥10
尘粒数/个				
百分数/%				

3）注意事项

镜检时，如发现涂片上粉尘密集而影响测量时，可向粉尘悬液中再加乙酸丁酯稀释，重新制备标本。

制好的标本应放在玻璃培养皿中，避免外来粉尘的污染。

本法不能测定可溶于乙酸丁酯的粉尘（可用自然沉降法）和纤维状粉尘。

2.自然沉降法

1）测定原理

将含尘空气采集在沉降器内，粉尘自然沉降在盖玻片上，在显微镜下测量和计数粉尘的大小及数量，计算不同大小粉尘颗粒的百分比。对于可溶于乙酸丁酯的粉尘选用本法。

2）采样前准备

清洗沉降器，将盖玻片用洗涤液清洗，用水冲洗干净后，再用95%乙醇擦洗干净，采样前将盖玻片放在沉降器底座的凹槽内，推动滑板至与底座平齐，盖上圆筒盖。

采样点的选择参照GBZ159，可从总粉尘浓度测定的采样点中选择有代表性的采样点。

3）采样方法

将滑板向凹槽方向推动，直至圆筒位于底座之外，取下筒盖，上下移动几次，使含尘空气进入圆筒内；盖上圆筒盖，推动滑板至与底座平齐。然后将沉降器水平静止3h，使尘粒自然沉降在盖玻片上。

4）测定

制备测定标本：将滑板推出底座外，取出盖玻片，采尘面向下贴在有标签的载物玻片上，标签上注明样品的采集地点和时间。

分散度测定：在显微镜下测量和计算，同滤膜溶解涂片法。

5）注意事项

本法适用于各种颗粒性粉尘，包括能溶于乙酸丁酯的粉尘。使用的盖玻片和载物玻片均应无尘粒。沉降时间不能少于 3 h。

四、游离二氧化硅含量的测定（焦磷酸法）

1. 原理

粉尘中的硅酸盐及金属氧化物能溶于加热到 245~250 ℃的焦磷酸中，游离二氧化硅几乎不溶，而实现分离。然后称量分离出的游离二氧化硅，计算其在粉尘中的百分含量。

2. 样品采集

现场采样按照 GBZ 159 执行。

本法需要的粉尘样品量一般应大于 0.1 g，可用直径为 75 mm 滤膜大流量采集空气中的粉尘，也可在采样点采集呼吸带高度的新鲜沉降尘，并记录采样方法和样品来源。

3. 测定步骤

将采集的粉尘样品放在 105 ℃ ± 3 ℃的烘箱内干燥 2 h，稍冷，贮于干燥器备用。如果粉尘粒子较大，需用玛瑙研钵研磨至手捻有滑感为止。

准确称取 0.1000~0.2000 g（G）粉尘样品于 25 mL 锥形瓶中，加入 15 mL 焦磷酸，搅拌，使样品全部湿润。将锥形瓶放在可调电炉上，迅速加热到 245~250 ℃，同时用带有温度计的玻璃棒不断搅拌，保持 15 min。

若粉尘样品含有煤、其他碳素及有机物，应放在瓷坩埚或铂坩埚中，在 800~900 ℃下灰化 30 min 以上，使碳及有机物完全灰化。取出冷却后，将残渣用焦磷酸洗入锥形瓶中。若含有硫化矿物（如黄铁矿、黄铜矿、辉铜矿等），应加数毫克结晶硝酸铵于锥形瓶中。再按照前步加焦磷酸加热处理。

取下锥形瓶，在室温下冷却至 40~50 ℃，加 50~80 ℃的蒸馏水至约 40~45 mL，一边加蒸馏水一边搅拌均匀。将锥形瓶中内容物小心转移入烧杯，并用热蒸馏水冲洗温度计、玻璃棒和锥形瓶，洗液倒入烧杯中，加蒸馏水至 150~200 mL。取慢速定量滤纸折叠成漏斗状，放于漏斗并用蒸馏水湿润。将烧杯放在电炉上煮沸内容物，稍静置，待混悬物略沉降，趁热过滤，滤液不超过滤纸的2/3处。过滤后，用0.1 mol盐酸洗涤烧杯，并移入漏斗中，将滤纸上的沉渣冲洗3~5次，再用热蒸馏水洗至无酸性反应为止（用pH试纸试验）。如用铂坩埚时，要洗至无磷酸根反应后再洗3次。上述过程应在当天完成。

将有沉渣的滤纸折叠数次，放入已称至恒量（m_1）的瓷坩埚中，在电炉上干燥、炭化；炭化时要加盖并留一小缝。然后放入高温电炉内，在800~900 ℃灰化30 min；取出，室温下稍冷后，放入干燥器中冷却1 h，在分析天平上称至恒量（m_2），并记录。

按式（4）计算粉尘中游离二氧化硅的含量：

$$SiO_2(F) = \frac{(m_2 - m_1) \times 100}{G} \qquad (4)$$

式中：$SiO_2(F)$——游离二氧化硅含量，%；

$\quad m_1$—— 坩埚质量，g；

$\quad m_2$——坩埚加沉渣质量，g；

$\quad G$——粉尘样品质量，g。

五、石棉纤维浓度的测定

1.原理
用滤膜采集空气中的石棉纤维粉尘，滤膜经透明固定后，在相差显微镜下计数石棉纤维数，计算单位体积空气中石棉纤维根数。

2.样品采集
现场采样按照GBZ 159执行。样本采集步骤参见GBZ/T192.1。

采样流量：由石棉采样器决定，一般个体采样可采用2 L/min，定点采样可采用2~5 L/min。

采样时间：可采用8 h连续采样或分时段采样。每张滤膜的采样时间应根据空气中石棉纤维的浓度及采样流量来确定，要求在每100个视野中，石棉纤维应不低于20根，每个视野中不高于10根。当工作场所石棉纤维浓度高时，可缩短每张滤膜的采样时间或及时更换滤膜。

采样结束后，小心取下采样头，取出滤膜，使受尘面向上放入滤膜盒中，不可将滤膜折叠或叠放。在运输过程中，应避免振动，以防止石棉纤维落失而影响测定结果。

3.测定

1）样品前处理

用无齿小镊子小心取出采样后的滤膜，粉尘面向上置于干净的玻璃板或白瓷板上，用手术刀片或用剪子将测尘滤膜剪成楔形小块。取1/8~1/6楔形小块滤膜，放在载玻片上。

滤膜的透明固定，方法包括：丙酮蒸气法、苯－草酸透明溶液法。

2）石棉纤维的计数测定

按使用说明书调节好相差显微镜。目镜测微尺的校正：利用物镜测微尺对目镜测微尺的刻度进行校正，算出计数区的面积（mm²）及各标志的实际尺寸（μm）。

将样品先放在低倍镜（10×）下，找到滤膜边缘，对准焦点，然后换成高倍镜（40×），用目镜测微尺观察计数。

3）石棉纤维的计数规则

（1）石棉纤维的计数规则。

计数符合下列条件的纤维：其长度大于5 μm，宽度小于3 μm，长度与宽度之比大于3∶1的石棉纤维。

1根纤维完全在计数视野内时计为1根；只有一端在计数视野内者计为0.5根；纤维在计数区内而两端均在计数区之外者计为0根，但计数视野数应统计在内；弯曲纤维两端均在计数区而纤维中段在外者计为1根（如图2-1）。

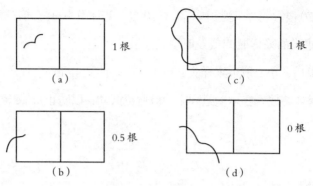

图2-1　石棉纤维在测微尺中的位置及计数法

（2）不同形状和类型纤维的计数。

单根纤维按（1）并参照图2-2（a）进行计数。

分裂纤维按1根计数，参照图2-2（b）。

交叉纤维或成组纤维，如能分辨出单根纤维者按单根计数原则计数；如不能分辨者则按一束计，束的宽度小于3 μm者按（1）计为1根，大于3 μm者不计[如图2-2（c）]。

纤维附着尘粒时，如尘粒小于3 μm者计为1根，大于3 μm者不计[如图2-2（d）]。

计数指标：随机计数测定20个视野，当纤维数达到100根时，即可停止计数。如纤维数不足100根时，则应计数测定到100个视野。

计数完一个视野后，移动推片器找下一个视野。移动时应按行列顺序，不能挑选，要随时停留在视野上，以避免重复计数测定和减少系统误差。

计数时，滤膜上的纤维分布数量应合适，每100个视野中不应低于20根纤维，每个视野中不应多于10根。如不符合此要求，应重新制备样品计数测定；如仍不符合时，应重新采样进行计数测定。

4）结果计算

石棉纤维计数浓度按式（5）计算：

$$C = \frac{A \times N}{a \times n \times F \times t \times 1000} \tag{5}$$

式中：C——空气中石棉纤维的数量浓度数值，单位为根每立方厘米（f/

cm^3）；

A——滤膜的采尘面积数值，单位为平方毫米（mm^2）；

N——计数测定的纤维总根数，单位为根（f）；

a——目镜测微尺的计数视野面积数值，单位为平方毫米（mm^2）；

n——计数测定的视野总数；

F——采样流量数值，单位为升每分（L/min）；

t——采样时间数值，单位为分（min）。

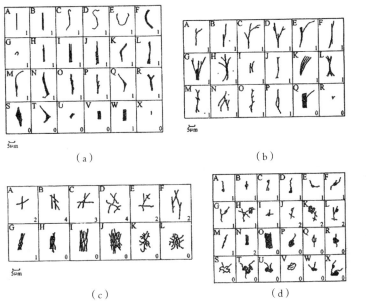

（a）　　　　　　　　　　　　（b）

（c）　　　　　　　　　　　　（d）

图2-2　各种类型石棉纤维的计数规则

第二节　例题解析

例题1：

下列关于滤膜总粉尘的增量（Δm）要求正确的是（　　）。

A. 分析天平感量为0.1 mg、滤膜直径≤37 mm时，增量（Δm）要求为

0.5 mg≤Δm≤5 mg

B. 分析天平感量为 0.1 mg、滤膜直径为 40 mm 时，增量（Δm）要求为

0.1 mg $\leq \Delta m \leq$ 10 mg

C. 分析天平感量为 0.01 mg、滤膜直径 $\leq$ 37 mm 时，增量（Δm）要求为

0.05 mg $\leq \Delta m \leq$ 5 mg

D. 紫分析天平感量为 0.01 mg、滤膜直径为 75 mm 时，增量（Δm）要求

为 0.5 mg $\leq \Delta m \leq$ 10 mg

E. 分析天平感量为 0.01 mg、滤膜直径为 40 mm 时，增量（Δm）要求为

0.1 mg $\leq \Delta m \leq$ 10 mg

解析：E。增量（Δm）要求与天平感量和滤膜直径大小有关，天平感量
为 0.1 mg 时，$\Delta m \geq$ 1 mg，天平感量为 0.01 mg 时，$\Delta m \geq$ 0.1 mg；滤膜直
径 $\leq$ 37 mm 时，$\Delta m \leq$ 5 mg，滤膜直径为 40 mm 时，$\Delta m \leq$ 10 mg，滤膜直径
为 75 mm 时，最大增量不限。

例题2：

工作场所空气中粉尘采样可采用（　）采集。

A. 过氯乙烯滤膜　　　　　　　B. 硅胶管

C. 活性炭管　　　　　　　　　D. 超细玻璃纤维滤纸

E. 多孔玻板吸收管

解析：AD。工作场所空气中粉尘一般用过氯乙烯滤膜或其他测尘滤膜采
集，当其不适用时，如在高温情况下采样，可用超细玻璃纤维滤纸采集。

例题3：

粉尘对人体的危害程度取决于（　）。

A. 化学成分　　　　　　　　　B. 浓度

C. 分散度　　　　　　　　　　D. 质量

E. 接触时间

解析：ABCE。不同化学成分、分散度的粉尘对人体危害各有不同，而且

危害随着粉尘浓度与接触时间增加而增大。

第三节　重点练习

一、A0题型（单项选择题）

1. 国家标准中规定的粉尘分散度的测定方法包括滤膜溶解法和沉降法。（　）

    A. 对　　　　　　　　B. 错

2. 焦磷酸重量法测定粉尘中游离二氧化硅含量时，焦磷酸溶解硅酸盐时的温度不得超过200 ℃。（　）

    A. 对　　　　　　　　B. 错

3. 呼吸性粉尘浓度采用滤膜称重法进行测定。（　）

    A. 对　　　　　　　　B. 错

4. 粉尘的分散度是指粉尘粒径大小（μm）的数量或质量组成百分比。（　）

    A. 对　　　　　　　　B. 错

5. 滤膜采样法采样之后，取出滤膜，将滤膜的接尘面朝里对折两次，置于清洁容器内运输和保存。（　）

    A. 对　　　　　　　　B. 错

6. 粒径小于10 μm的颗粒可以进入支气管和肺泡，属于呼尘。（　）

    A. 对　　　　　　　　B. 错

7. 采集的粉尘需测定其中游离二氧化硅含量时，无需经过任何预处理，即可进行分析测定。（　）

    A. 对　　　　　　　　B. 错

8. 焦磷酸重量法测定粉尘中游离二氧化硅时，过滤时需用冷的蒸馏水，防止二氧化硅被冲走。（　）

    A. 对　　　　　　　　B. 错

二、A1题型（单项选择题）

1. 对职业病危害因素中的粉尘采样，采样后的滤膜需要对折（　　）次后保存。

    A.1　　　　B.2　　　　C.3　　　　D.4　　　　E.5

2. 粉尘的分散度是指（　　）。

    A.粉尘的分布距离

    B.粉尘的分布均匀程度

    C.粉尘的漂浮能力

    D.粉尘粒径大小（μm）的数量或质量组成百分比

    E.粉尘的分散能力

3. 粉尘中游离二氧化硅含量小于（　　）的无机性粉尘，可不予判断为矽尘。

    A.5%　　　　　　　　　　B.10%

    C.15%　　　　　　　　　　D.20%

    E.25%

4. 粉尘浓度大于（　　）mg/m³时，用直径为75 mm的滤膜。

    A.10　　　　　　　　　　B.20

    C.30　　　　　　　　　　D.40

    E.50

5. 按呼吸性粉尘标准测定方法所采集的可进入肺泡的粉尘粒子，其空气动力学直径均在7.07 μm以下，空气动力学直径（　　）μm粉尘粒子的采样效率为50%，简称"呼尘"。

    A.3　　　　　　　　　　B.5

    C.7　　　　　　　　　　D.9

    E.10

6. 由于气溶胶颗粒会受重力作用下沉，特别是密度大、粒径大的颗粒，下沉速度会更快。因此，在采样时，需要一定的采样流量，才能克服重力的影响，有效地将气溶胶颗粒采入收集器内。英国医学研究委员会（BMRC）规定的呼吸性粉尘标准的尘粒最大空气动力学直径为7.07 μm，5 μm粉尘沉积效率为（　　）%。

A.20 B.30

C.40 D.50

E.60

7. 用直径为40 mm测尘滤膜采样、感量为0.1 mg分析天平称量时，滤膜上总粉尘的增量要求达到（　　）mg。

A.0.5~5 B.0.5~10

C.1~5 D.1~10

E.0.1~10

8. 工作场所粉尘采样时，如果现场环境相对湿度在90%以上或有水雾时，应将滤膜放在干燥器至少（　　）后称量。

A.1 h B.2 h

C.3 h D.4 h

E.5 h

9. 呼吸性粉尘在整个采样过程中，采样流量必须保持稳定在（　　）。

A.10 L/min B.15 L/min

C.20 L/min D.25 L/min

E.30 L/min

10. 当空气中粉尘浓度大于50 mg/m³时，所用滤膜的直径是（　　）。

A.20 mm B.25 mm

C.37 mm D.40 mm

E.75 mm

11. 用0.1 mg分析天平称量直径为40 mm的滤膜时，滤膜上总粉尘的增量 Δm 要求为（　　）。

A.1 mg $\leq \Delta m \leq$ 5 mg B.1 mg $\leq \Delta m \leq$ 10 mg

C.0.1 mg $\leq \Delta m \leq$ 5 mg D.0.1 mg $\leq \Delta m \leq$ 10 mg

E.0.01 mg $\leq \Delta m \leq$ 5 mg

12. 若粉尘中含有焦磷酸难溶物质时，如碳化硅等，需在铂坩埚中用（　　）进行处理。

   A.磷酸   B.硫酸

   C.硝酸   D.氟化氢

   E.过氧化氢

13. 石棉纤维计数中，下图中有（　　）根。

   A.0   B.1/2

   C.1   D.2

   E.3

三、A2题型（单项选择题）

1. 若粉尘中含有焦磷酸难溶物质时，如碳化硅、绿柱石、电气石、黄玉等，需在铂坩埚中用（　　）处理。

   A.浓硫酸   B.王水

   C.氢氟酸   D.魔酸

   E.蚁酸

2. 某职业卫生检测机构根据现场调查，对某水泥厂采集有害因素呼吸性粉尘和总尘，其中采集水泥粉尘（呼尘）要准备（　　）。

   A.滤纸   B.过氯乙烯滤膜

   C玻璃纤维滤纸   D.微孔滤膜

   E.浸渍滤膜

3. 某实验室在测定游离二氧化硅时，若采集的粉尘中含有碳化硅，则预处理的过程中需要在铂坩埚中加（ ）处理。

   A.氢氟酸　　　　　　　　　　B.硝酸

   C.硫酸　　　　　　　　　　　D.氢氧化钠

   E.氢氧化钙

4. 某职业卫生检测机构接收到粉尘分散度样品，检测前需做目镜测微尺标定，已知物镜测微尺刻度数为45，目镜测微尺刻度数为30，物镜测微尺每刻度间距为10μm，则目镜测微尺的间距为（ ）μm。

   A.10　　　　　　　　　　　　B.15

   C.20　　　　　　　　　　　　D.25

   E.30

5. 测定石棉纤维时，每个视野中纤维数量为1根的是（ ）。

6. 计数符合下列条件的纤维：其长度大于5μm，宽度小于3μm，长度与宽度之比大于（ ）的石棉纤维。

   A.1：1　　　　　　　　　　　B.2：1

   C.3：1　　　　　　　　　　　D.4：1

   E.5：1

7. 在焦磷酸法测定中，若粉尘样品含有煤、其他碳素及有机物，应放在瓷坩埚或铂坩埚中，在（ ）℃下灰化30 min以上，使碳及有机物完全灰化。

   A.450　　　　　　　　　　　 B.500~600

   C.600~700　　　　　　　　　 D.700~800

   E.800~900

四、A3题型（单项选择题）

1. 某企业打磨岗位存在大量的粉尘，采样人员经过现场调查，识别此岗位职业病危害因素为总尘和呼吸性粉尘。

   1）若使用个体采样，将个体采样器佩戴在采样对象的前胸上部，近期扣尽量接近呼吸带。以（　　）流量采集空气样品。

   A.1~5 L/min   B.10~15 L/min

   C.1~5 L/min   D.0~15 L/min

   E.1~15 L/min

   2）呼吸性粉尘是指按呼吸性粉尘标准测定方法所采集的可进入肺泡的粉尘粒子，其空气动力学直径均在（　　）以下，空气动力学直径（　）粉尘粒子的采集效率为（　　），简称呼尘。

   A.7.07 μm，3 μm，50%   B.7.07 μm，5 μm，50%

   C.7.07 μm，3 μm，80%   D.7.07 μm，5 μm，80%

   E.1.0 μm，5 μm，80%

2. 某职业卫生检测机构新上岗检测人员向某在某水泥厂做现场调查时，危害因素判定主要为粉尘和呼吸性粉尘。做好调查报告后，检测人员进行检测前准备工作，技术负责人还对新上岗检测人员进行了相关标准掌握情况和实际操作的考核。

   1）职业卫生检测人员向某进行检测前仪器确认，以下气准备的非粉尘检测所涉及仪器的是（　　）。

   A.干燥器   B.测尘滤膜

   C.除静电器   D.天平

   E.粉尘采样器

   2）向某还独立完成了呼尘的采样仪器准备工作，其明确知道呼吸性粉尘是指按呼吸性粉尘标准测定方法所采集的可进入肺泡的粉尘粒子，其空气动力学直径均在（　　）μm以下，空气动力学直径（　　）μm粉尘粒子的采集效率为50%，简称呼尘。

A.7.07，5　　　　　　　　　B.15，5

C.10，3　　　　　　　　　　D.7，3

E.7，5

3. 检测人员甲在测定的游离二氧化硅含量过程中，样品经灰化，脱硫化物处理，加焦磷酸加热处理后发现样品处理的过滤液加上稀释试剂混匀，放置 20 min，溶液呈蓝色。

1）溶液可能含有（　　）。

A.PO_4^{2-}　　　　　　　　B.SO_4^{2-}

C.Cu^{2+}　　　　　　　　　D.CO_3^{2-}

E.NO_3^-

2）该测定方法可以采用的坩埚类型为（　　）。

A.镍坩埚　　　　　　　　　B.铂坩埚

C.铁坩埚　　　　　　　　　D.银坩埚

E.刚玉坩埚

4. 某工厂生产车间在生产过程中会产生大量粉尘,在采集过程中，应控制滤膜粉尘增量 Δm 在一定范围。

1）使用感量为0.1 mg 的分析天平时直径≤37 mm 的滤膜，应控制 Δm 为（　　）。

A.0.1 mg ≤ Δm ≤ 1 mg　　　　B.0.5 mg ≤ Δm ≤ 1 mg

C.1 mg ≤ Δm ≤ 2 mg　　　　　D.1 mg ≤ Δm ≤ 5 mg

E.1 mg ≤ Δm ≤ 10 mg

2）使用感量为0.01 mg 的分析天平时直径为40 mm 的滤膜,应控制 Δm 为（　　）。

A.0.01 mg ≤ Δm ≤ 5 mg　　　B.0.5 mg ≤ Δm ≤ 1 mg

C.1 mg ≤ Δm ≤ 5 mg　　　　　D.1 mg ≤ Δm ≤ 10 mg

E.0.1 mg ≤ Δm ≤ 10 mg

五、A4题型（单项选择题）

1. 粉尘中的硅酸盐及金属氧化物能溶于加热到一定温度的焦磷酸中，游离二氧化硅几乎不溶，而实现分离。然后称量分离出的游离二氧化硅，计算其在粉尘中的百分含量。

   1）粉尘中含有（   ）物质时，需在铂坩埚中用氢氟酸处理。

   　A.辉铜矿　　　　　　　　B.黄铁矿

   　C.赤铁矿　　　　　　　　D.黄玉

   　E.黄铜矿

   2）粉尘中含有（   ）物质时，需加硝酸铵晶体。

   　A.黄铁矿　　　　　　　　B.黄玉

   　C.绿柱石　　　　　　　　D.电气石

   　E.碳化硅

   3）焦磷酸溶解硅酸盐时的温度不得超过（   ）℃，否则容易形成胶状物。

   　A.245　　　　　　　　　B.250

   　C.255　　　　　　　　　D.260

   　E.265

   4）样品最后灰化的温度为（   ）℃。

   　A.600~700　　　　　　　B.700~800

   　C.800~900　　　　　　　D.900~1000

   　E.1000~1100

2. 空气中的总粉尘用已知质量的滤膜采集，有滤膜的增量和采气量计算出空气中总粉尘的浓度。

   1）空气中粉尘浓度大于50 mg/m³时，用直径（   ）的滤膜。

   　A.等于37 mm　　　　　　B.等于40 mm

   　C.小于37 mm　　　　　　D.等于75 mm

   　E.等于30 mm

2）天平感量为 0.01 mg，滤膜直径为 40 mm 时，滤膜增量 Δm 的要求是（　　）。

　A.1 mg ≤ Δm ≤ 10 mg　　　　　B.1 mg ≤ Δm ≤ 5 mg

　C.1 mg ≤ Δm　　　　　　　　　D.0.1 mg ≤ Δm ≤ 5 mg

　E.0.1 mg ≤ Δm ≤ 10 mg

3）采样后滤膜的保存方法为（　　）。

　A.接尘面朝里对折两次置于清洁容器

　B.随意折叠置于清洁容器

　C.接尘面朝里对折两次置于受污染的 1 mg ≤ Δm 自封袋

　D.随意折叠放在口袋里

　E.接尘面朝外折叠两次置于清洁容器

六、B题型（单项选择题）

1. 焦磷酸称量法测定游离二氧化硅含量，各个步骤温度的控制关系到测量的准确度。

　1）样品在焦磷酸中消解的温度为（　　）。

　2）样品中如含有煤、有机物、碳等物质时灰化时的温度为（　　）。

　3）样品干燥时的温度为（　　）。

　　A.103 ℃　　　　　　　　　B.245~250 ℃

　　C.50 ℃　　　　　　　　　　D.800~900 ℃

　　E.900~950 ℃

2. 测量工作场所中空气中总粉尘时，滤膜总粉尘的增量要求。

　1）测量工作场所中空气中总粉尘时，当分析天平感量为 0.1 mg 时，选用直径 ≤ 37 mm 的滤膜进行检测，滤膜总粉尘的增量要求是（　　）。

　2）测量工作场所中空气中总粉尘时，当分析天平感量为 1 mg 时，选用直径为 40 mm 的滤膜进行检测，滤膜总粉尘的增量要求是（　　）。

　3）测量工作场所中空气中总粉尘时，当分析天平感量为 1 mg 时，选用直径为75 mm的滤膜进行检测，滤膜总粉尘的增量要求是（　　）。

A.0.1 mg ≤ Δ*m* ≤ 5 mg   B.0.1 mg ≤ Δ*m* ≤ 10 mg

C.1 mg ≤ Δ*m* ≤ 10 mg   D.1 mg ≤ Δ*m* ≤ 5 mg

E.Δ*m* ≥ 1 mg，最大增量不限

七、C题型（多项选择题）

1. 游离二氧化硅的测定方法是（　　）。

A.离子色谱法   B.焦磷酸质量法

C.X射线衍射法   D.红外光谱法

E.原子吸收法

2. 某职业卫生检测机构对新招聘人员进行上岗培训，新进人员向某明确回答粉尘的分散度是指物质的粉碎程度，那么粉尘的分散度是以（　　）表示。

A.粉尘的分布距离   B.粉尘的分布均匀程度

C.粉尘粒径大小的数量百分比   D.粉尘粒径大小的质量百分比

E.粉尘的漂浮能力

3. 经现场调查后，职业卫生检测人员判定某萤石矿企业需进行空气中粉尘分散度测定，用到的仪器有（　　）。

A.载物玻片   B.显微镜

C.目镜测微尺   D.物镜测微尺

E.螺旋测微器

4. 总粉尘（total dust）可进入整个呼吸道的粉尘，简称总尘。呼吸道包括（　　）。

A.鼻   B.咽和喉

C.胸腔支气管   D.细支气管

E.肺泡

5. 以下方法中属于游离二氧化硅的测定方法的是（　　）。

A.焦磷酸法   B.红外分光光度法

C.紫外分光光度法   D.比色法

E.X 射线衍射法

6. 粉尘中游离二氧化硅含量的测定可选择使用（　　）。

A.滤膜增重称量法　　　　　　B.焦磷酸法

C.红外分光光度法　　　　　　D.原子吸收光谱法

E.X 射线衍射法

八、D 题型（不定项选择题）

1. 某锅炉房出渣口空气中粉尘通过采样器上的预分离器，分离出的呼吸性粉尘颗粒采集在已知质量的滤膜上，由采样后滤膜的增量和采气量计算出空气中呼吸性粉尘的浓度。

1）用过氯乙烯滤膜测定空气中呼吸性粉尘时，浓度 ≤ 50 mg/m³ 所用滤膜的直径为（　　）。

A.37 mm　　　　　　　　　　B.35 mm

C.40 mm　　　　　　　　　　D.30 mm

E.75 mm

2）呼吸性粉尘是指被吸入呼吸系统的粉尘，其中粒径较小的部分（　　）以下能进入肺泡区的粉尘。

A.2 μm　　　　　　　　　　B.5 μm

C.10 μm　　　　　　　　　　D.5 mm

E.10 mm

3）下列关于分析天平的使用描述不正确的是（　　）。

A.分析天平称量前应检查和调节天平的水平状态

B.热的或过冷的物体称量前，应先在干燥器中放置至室温

C.做同一实验中，应尽量使用不同天平，以减小误差

D.分析天平称量时，切忌超载

E.可以在任意湿度下使用

4）天平未平衡引起的称量误差叫（　　）。

　　A.系统误差　　　　　　　　　B.过失误差

　　C.偶然误差　　　　　　　　　D.方法误差

　　E.随机误差

5）在高温情况下用（　　）采样。

　　A.微孔滤膜　　　　　　　　　B.过氯乙烯滤膜

　　C.玻璃纤维滤纸　　　　　　　D.超细玻璃纤维滤纸

　　E.以上都不对

2. 检测人员向某在某工作场所煤矿判定煤尘为主要危害因素，现场调查时经询问确认该煤矿含硫量较高。采集粉尘样品后实验室用焦磷酸法粉尘中游离二氧化硅含量。采集的粉尘样品应在烘箱内干燥 2 h，检测时还发现粉尘中存在难溶物质。

1）方法中规定的样品预处理 干燥温度是（　　）。

　　A.105 ℃±3 ℃　　　　　　　B.100 ℃±3 ℃

　　C.100 ℃±5 ℃　　　　　　　D.105 ℃±5 ℃

　　E.100 ℃±2 ℃

2）方法中规定含有硫化矿物时，应加数毫克结晶硝酸铵于锥形瓶中，（　　）是方法中举例的硫化矿物。

　　A.黄铁矿　　　　　　　　　　B.电气石

　　C.黄铜矿　　　　　　　　　　D.绿柱石

　　E.辉铜矿

3）粉尘中含有焦磷酸难溶物质时，需在铂坩埚中用（　　）处理。

　　A.氢氟酸　　　　　　　　　　B.高氯酸

　　C.王水　　　　　　　　　　　D.硫酸

　　E.硝酸

答案：

一、A0题型（单项选择题）

1.A，2.B，3.A，4.A，5.A，6.B，7.A，8.B，9.B，10.B

二、A1题型（单项选择题）

1.B，2.D，3.B，4.D，5.B，6.D，7.D，8.B，9.C，10.E，11.B，12.D，13.C

三、A2题型（单项选择题）

1.C，2.B，3.A，4.B，5.A，6.C，7.E

四、A3题型（单项选择题）

1-1）A，1-2）B；2-1）B，2-2）A；3-1）A，3-2）B；4-1）D，4-2）E

五、A4题型（单项选择题）

1-1）D，1-2）A，1-3）B，1-4）C；2-1）D，2-2）E，2-3）A

六、B题型（单项选择题）

1-1）B，1-2）D，1-3）A；2-1）A，2-2）C，2-3）E

七、C题型（多项选择题）

1.BCD，2.CD，3.ABCD，4.ABCDE，5.ABE，6.BDE

八、D题型（不定项选择题）

1-1）AC，1-2）B，1-3）CE，1-4）A，1-5）D；2-1）A，2-2）ACE，2-3）A

第三章　工作场所空气中无机非金属化合物分析技术

第一节　样品预处理及分析方法

一、样品预处理

工作场所空气中常见的无机非金属化合物主要包括无机含碳化合物、无机含氮化合物、无机含磷化合物、氧化物、硫化物、氟化物、氯化物、碘及其化合物等，大部分可采用吸收管法采集，用吸收管法采样后，所得吸收液样品通常可以直接用于测定，不必做预处理。如吸收液样品中待测物浓度太低或太高，可作浓缩或稀释处理。

部分无机非金属化合物，如硫酸、磷酸等，使用滤料进行采集，测定前需用洗脱法将滤料上的待测物转移到溶液中，多用去离子水洗脱无机非金属化合物。洗脱法的评价指标为洗脱效率，指能从滤料上洗脱下来的待测物量占滤料上阻留的待测物总量的百分比，一般要求不低于90%。

影响洗脱效率的因素主要有：①洗脱液的性质，包括对待测物的溶解度和化学活性等理化性质。②洗脱时间，洗脱效率会随时间增加而提高。③洗脱方式，加热、振摇或超声等方法可以加快洗脱和提高洗脱效率。

二、分析方法

无机非金属化合物检测分析方法主要有紫外－可见分光光度法、离子色谱法、气相色谱法、离子选择电极法和不分光红外气体分析仪法。

1.紫外－可见分光光度法

紫外－可见分光光度法是通过测定被测物质在特定波长处或一定波长范

围内光的吸收度，对该物质进行定性和定量分析的方法。它具有敏度高，测量精度好，仪器简单，操作简便等优点，是测定工作场所空气中无机非金属化合物最常用的实验方法。其定量依据为朗伯-比尔定律，即在一定条件下溶液对单色光吸收的强弱与吸光物质的浓度和厚度成正比关系。

1）紫外-可见分光光度计仪器组成

常用紫外-可见分光光度计的工作波长范围为190~900nm。紫外-可见分光光度计主要由光源、单色器、吸收池、检测器和信号显示系统五部分组成。

光源：提供符合要求的入射光光源。如氘灯、氙灯（紫外可见区），钨灯丝、卤灯丝（可见光区）。

单色器（光栅）：将光源发射的复合光分解成连续光谱并从中选出任一波长单色光的光学系统。

吸收池：盛放分析试样（一般是液体）和对比样的叫吸收池，又名比色皿，决定了透光液层厚度。主要有石英吸收池和玻璃吸收池两种。在紫外区需采用石英吸收池，可见区一般用玻璃吸收池。

检测器：检测光信号，测量单色光透过溶液后光强度变化的一种装置。常用的有光电管和光电倍增管。

信号显示系统：显示仪器所测数据，数码管显示、液晶显示、计算机显示等形式。

2）测量条件选择

选择紫外-可见分光光度法测定目标化合物时，需选择以下测量分析条件：

（1）仪器测量条件的选择。

适宜的吸光度范围：根据朗伯-比尔定律公式，经过数学推导得出当$A=0.4343$时，吸光度测量误差最小，最适宜的测量范围为0.2~0.8。

检测波长的选择：通常根据被测组分的吸收光谱，选择最强吸收带的最大吸收波长为检测波长。

狭缝宽度的选择：为选择合适的狭缝宽度，应以减少狭缝宽度时试样的吸光度不再增加为准，一般来说，狭缝宽度大约是试样吸收峰半宽度的十分之一。

（2）显色反应条件的选择。

反应生成物需在紫外-可见光区有较强吸光能力，即摩尔吸光系数 K 较大。反应有较高的选择性，被测组分生成的化合物吸收曲线应与共存物质的吸收光谱有明显的差别，即吸收峰不重合。反应产物应足够稳定，以保证测量过程中溶液的吸光度不变。反应产物组成恒定。

（3）参比溶液的选择。

测定样品溶液的吸光度，需先用参比溶液调节透光率（吸光度为0）为100%，以消除其他成分及吸收池和溶剂等对光的反射和吸收带来的测定误差（单通道）。

2.离子色谱法

离子色谱法是利用色谱技术测定水溶液中带正电荷或负电荷的离子态物质的方法，具有快速、灵敏、选择性好和可同时测定多种离子的优点，适用于工作场所空气中硫酸、氟化氢、盐酸和碘的测定。

离子色谱法是利用色谱技术测定水溶液中带正电荷或负电荷的离子态物质的方法，属高效液相色谱法的一种。根据分离机理不同，离子色谱（IC）可分为离子交换色谱（HPIC）、离子排斥色谱（HPIEC）和离子对色谱（MPIC）三种。

离子色谱仪的构成与高效液相色谱基本相同，由流动相输运系统、进样系统、分离系统、检测系统及数据处理系统等几部分组成。

与高效液相色谱仪不同之处：①离子色谱淋洗液通过分离柱后，先通过抑制住（或抑制器）来降低淋洗液背景电导然后进入检测器。②离子色谱仪的流动相要求系统耐酸碱腐蚀以及在可与水互溶的有机溶剂中不膨胀。

离子色谱检测分为两大类：电化学检测器和官学检测器。电化学检测器包括电导、安培检测器。电导检测应用最广。电导检测器又可分为抑制型

（两柱型）和非抑制型（单柱型）两种。由于抑制型能够显著提高电导检测器的灵敏度和选择性已逐渐成为电导检测器的主流。光学法主要是紫外-可见光和荧光检测器。

首先应了解待测化合物的分子结构和性质以及样品的基体情况，如无机还是有机离子，离子的电荷数，是酸性还是碱性，亲水性还是疏水性，是否为表面活性化合物等。待测离子的疏水性和水合能是决定选用何种分离方式的主要因素。

（1）水合能高和疏水性弱的离子，如Cl^-或K^+，最好用离子交换分离。

（2）水合能低和疏水性强的离子，如高氯酸（ClO_4^-）或四丁基铵，最好用亲水性强的离子交换分离柱或离子对分离。

（3）有一定疏水性也有明显水合能的pKa值在$1 \sim 7$之间的离子，如乙酸盐或丙酸盐，最好用离子排斥分离。

（4）有些离子，既可用阴离子交换分离，也可用阳离子交换分离，如氨基酸、生物碱和过渡金属等，就要进行适用性的选择。

在分析不同待测离子时：①对无紫外或可见吸收以及强离解的酸和碱，最好用电导检测器。②具有电化学活性和弱离解的离子，最好用安培检测器。③对离子本身或通过柱后反应后生成的络合物在紫外可见有吸收或能产生荧光的离子和化合物，最好用紫外-可见光或荧光检测器。④若对所要解决的问题有几种方案可选择，分析方案的确定主要由基体的类型、选择性、过程的复杂程度以及是否经济来决定。

3.离子选择电极法

离子选择电极法指通过带有敏感膜的电极，对溶液中某种特定离子产生选择性响应，以指示该离子的离子活度的方法。

离子选择电极电位不能直接测出，通常是以离子选择电极作为指示电极，饱和甘汞电极作为参比电极，插入被测溶液中构成原电池，然后通过测量原电池电动势来求得被测离子的活度（浓度）。在一定条件下，原电池的电动势与被测离子活度的对线呈线性关系，通过测量原电池电动势，便可对被测离子进行定量测定。

离子选择电极具有选择性好、操作简单、灵敏度高以及易实现连续分析和自动分析等优点，主要用于工作场所空气中氟化氢和氟化物的测定。

4.不分光红外气体分析法

不分光红外气体分析法主要基于待分析组分的浓度不同，吸收的辐射能不同。剩下的辐射能使得检测器里的温度升高不同，通过探测温度变化或在特殊结构的红外探测器将热量转换为压力变化，进而测定温度或压力参数以完成对气体的定性定量分析。主要用于工作场所空气中一氧化碳和二氧化碳的测定。

空气样品抽入不分光红外线气体分析仪内，一氧化碳和二氧化碳选择性吸收各自的红外线；在一定范围内，吸收值与其浓度呈定量关系。根据吸收值测定一氧化碳或二氧化碳的浓度。

第二节　例题解析

例题1：

有一溶液遵守朗伯-比尔定律，在280 nm处，当浓度为c时，吸光度为A，以下几种浓度，其透光率最大的是（　　）。

A. 0.5c　　　　　　　　　　　B. 1.5c

C. 2c　　　　　　　　　　　　D. 3c

E. 4c

解析： A。根据朗伯-比尔定律$A=\lg(1/T)=Kbc$，透光率与浓度成反比，浓度越小，透光率越大。

例题2：

检测人员方某测试需220 nm波长样品时使用可见分光光度计，仪器无法检测，查找原因发现该项目检测波长在（　）区域，不适用该检测仪器。

　　A. 紫外　　　　　　　　　　B. 可见光

　　C. 红外　　　　　　　　　　D. X射线

　　E. 以上都不是

　　解析：A。紫外光波长范围为10~380 nm，220 nm需在紫外光区进行检测。

例题3：

　　在现场采用四氯化钛分光光度法采集测定空气中的过氧化氢时，确定是否终止采样的依据是（　）。

　　A. 吸收液体积　　　　　　　B. 现场温度

　　C. 样品量　　　　　　　　　D. 吸收液显色程度

　　E. 天气变化

　　解析：D。按照现行标准要求，当样品溶液呈现淡黄色时，立即停止采样，记录采样时间。

例题4：

　　工作场所空气中氨在样品采集后能保存的时间为（　）。

　　A. 24 h　　　　　　　　　　B. 48 h

　　C. 72 h　　　　　　　　　　D. 96 h

　　E. 当天测定

　　解析：E。根据GBZ/T160.29-2004工作场所空气有毒物质测定无机含氮化合物要求，样品尽量在当天测定。

例题5：

　　大型气泡吸收管内管和外管的接口应是标准磨口，管尖距外管底不合格的有（　）mm。

　　A. 4.0　　　　　　　　　　　B. 4.5

C. 5.0   D. 5.5

E. 以上都不合格

解析：B。大型气泡吸收管管尖距外管底距离为 4.5 mm ± 0.5 mm。

第三节　重点练习

一、A0题型（单项选择题）

1. 由试剂不纯造成的误差属于偶然误差。（　）

     A. 对   B. 错

2. 氟化物的测定可选择离子色谱法。（　）

     A. 对   B. 错

3. 可见分光光度法测定时，当吸光度为0.4343时，其测量误差最小。（　）

     A. 对   B. 错

4. 二氧化碳属于单纯性窒息性气体。（　）

     A. 对   B. 错

5. 一氧化氮和二氧化氮的采集中，带氧化管的那根吸收管采集的是二氧化氮。（　）

     A. 对   B. 错

6. 比色法测检测限时，在最佳测试条件下，以重复多次测定的试剂空白度的3倍标准差，或吸光度为0.01处所对应的待测物浓度，两者取其最大值。（　）

     A. 对   B. 错

7. 紫外-可见分光光度计中紫外光区光源有钨丝灯、氘灯、氢灯。（　）

     A. 对   B. 错

8. 测定工作场所空气的氨，可用气泡吸收管、多孔玻板吸收管或冲击式吸收管采集。（　）

A.对   B.错

9. 如果吸收液样品中待测物浓度高是由采样过程中吸收液的溶剂挥发损失而造成的，则应先补充溶剂，恢复吸收液原本组成后，再用吸收液进行适当稀释。（ ）

A.对   B.错

10. 离子色谱只能检测阴离子，不能检测阳离子。（ ）

A.对   B.错

二、A1 题型（单项选择题）

1. 离子选择电极法测氟离子时，需将pH控制在（ ）。

A. 1~3   B.3~5

C. 5~8   D. 8~11

E. 11~14

2. 控制适当的吸光度范围的途径不可以是（ ）。

A.调整称样量   B.改变光源

C.控制溶液浓度   D.调整显色剂用量

E.改变定容体积

3. 在标准溶液通过滴定分析标定浓度时，属于偶然误差的是（ ）。

A.试样未经充分混匀   B.砝码破损

C.滴定时有液滴溅出   D.滴定管最后一位估读不准确

E.指示剂选择错误

4. 下列说法中，不引起偏离朗伯-比尔定律的是（ ）。

A.非单色光   B.介质的不均匀性

C.检测器的光灵敏范围   D.溶液中的化学反应

E.以上都会引起偏离

5. 可见及紫外分光光度法计基本部件的组成顺序是（ ）。

A.光源→吸收池→单色器→检测器→显示系统

B. 光源→检测器→吸收池→单色器→显示系统

C. 光源→单色器→吸收池→检测器→显示系统

D. 光源→吸收池→检测器→单色器→显示系统

E. 以上都错

6. 臭氧的丁子香酚分光光度法中,温度对显色影响较大,应控制在（ ）。

A. 30 ℃±1 ℃　　　　　　　　B. 30 ℃±0.5 ℃

C. 25 ℃±1 ℃　　　　　　　　D. 25 ℃±0.5 ℃

E. 25 ℃±2 ℃

7. 按过氧化氢的溶液吸收–硫酸氧钛分光光度法采样时,吸收液呈现（ ）时,立即停止采样。

A. 淡黄色　　　　　　　　　　B. 红色

C. 无色　　　　　　　　　　　D. 蓝色

E. 紫色

8. 在分光光度分析中,若试剂有颜色,则参比溶液应选择（ ）。

A. 蒸馏水　　　　　　　　　　B. 试剂溶液

C. 被测溶液　　　　　　　　　D. 褪色溶液

E. 随意选择

9. 试液体积在1~10 mL的分析称为（ ）。

A. 常量分析　　　　　　　　　B. 半微量分析

C. 微量分析　　　　　　　　　D. 痕量分析

E. 常规分析

10. 离子色谱法测氟离子采样时时,空气中氟化氢用装有（ ）的多孔玻板吸收管采集。

A. 酸性溶液　　　　　　　　　B. 酸性缓冲溶液

C. 碱性溶液　　　　　　　　　D. 碱性缓冲溶液

E. 络合离子溶液

三、A2题型（单项选择题）

1. 紫外可见分光光度法的合适检测波长范围是（ ）。

  A. 400~760 B. 200~760

  C. 200~560 D. 400~560

  E. 200~400

2. 在符合朗伯－比尔定律的范围内，物质的浓度、最大吸收波长、吸光度三者的关系是（ ）。

  A. 增加、增加、增加 B. 减小、减小、减小

  C. 增加、减小、增加 D. 减小、不变、减小

  E. 增加、减小、减小

3. 用分光光度计的紫外光波长范围，测定试样时，应选用（ ）比色皿。

  A. 玻璃 B. 石英

  C. 聚四氟乙烯 D. 陶瓷

  E. 无特殊要求

4. 分光光度法测定物质时，最适宜的吸光度范围为（ ）。

  A. 0.1~0.8 B. 0.2~0.8

  C. 0.1~0.7 D. 0.2~0.7

  E. 0.2~0.9

5. 某有色溶液在某一波长下用2 cm吸收池测得其吸光度为0.750，若改用1 cm和3 cm吸收池，则吸光度各为（ ）。

  A. 0.375，1.125 B. 0.375，0.500

  C. 1.500，0.500 D. 1.500，1.125

  E. 0.188，0.125

6. 在比色分析中，用1 cm的比色皿测得的透光率为T，若改用2 cm的比色皿，则测得的透光率为（ ）。

  A. $1/2T$ B. $2T$

  C. T^2 D. $T^{1/2}$

E. T

7. 按一般光度法用空白溶液做参比溶液，测得某试液的透光率为10%；如果更改参比溶液，用一般分光光度法测得透光率为20%的标准溶液做参比溶液，则试液的透光率应为（　　）。

　A. 10%　　　　　　　　　　　B. 20%

　C. 40%　　　　　　　　　　　D. 50%

　E. 80%

8. 有一高锰酸钾溶液，当浓度为c时，吸收入射光的40%，现将浓度增加一倍，则该溶液的透光率为（　　）。

　A. 80%　　　　　　　　　　　B. 60%

　C. 72%　　　　　　　　　　　D. 36%

　E. 16%

9. 欲配制0.1000 mol/L的Na_2CO_3标准溶液500 mL，应称取基准物质Na_2CO_3（　　）g。

　A. 2.550　　　　　　　　　　B. 5.300

　C. 5.000　　　　　　　　　　D. 0.500

　E. 5.200

10. 有0.0858 mol/L的HCl溶液480 mL，现欲使其浓度增至0.1000 mol/L，应加入1.000 mol/L的HCl溶液（　　）mL。

　A. 7.57　　　　　　　　　　　B. 2.16

　C. 5.33　　　　　　　　　　　D. 3.49

　E. 6.74

四、A3题型（单项选择题）

1. 某作业场所主要存在氨、氮氧化物、氯化氢、氯和二氧化硫等危害因素。

　1）可通过离子色谱法进行检测分析的是（　　）。

　　A. 氨　　　　　　　　　　　B. 氮氧化物

C. 氯化氢

D. 氯

E. 二氧化硫

2）上述职业病危害因素均可采用（　　）进行检测分析。

A. 分光光度法

B. 离子色谱法

C. 气相色谱法

D. 离子选择电极法

E. 不分光红外气体分析法

2. 空气中的气溶胶态对苯二甲酸用微孔滤膜采集，氢氧化钠溶液洗脱后，于238 nm波长处测量吸光度，进行定量。

1）此波长下的光属于（　　）。

A. 可见光区

B. 紫外光区

C. 红外光区

D. 不可见光区

E. 微波

2）此时仪器用到的光源为（　　）。

A. 钨灯

B. 红外辐射光源

C. 氘灯

D. 氙灯

E. 汞灯

3. 今有6.0833 g盐酸样品，在容量瓶中稀释至250 mL。取25.00 mL，以酚酞为指示剂，用0.2500 mol/L氢氧化钠溶液滴定至终点，共消耗20.00 mL。（HCl的相对分子质量为36.45）

1）盐酸与氢氧化钠反应的化学计量比为（　　）。

A. 1∶1

B. 1∶2

C. 1∶3

D. 2∶1

E. 3∶1

2）该盐酸样品中HCl的含量为（　　）。

A. 0.2775

B. 0.2996

C. 0.3124

D. 0.3556

E. 0.2518

4. 在朗伯-比尔定律 $A=Kbc$ 中：

    1）摩尔吸光系数 K 值与（　　）无关。

        A. 入射光的波长　　　　　　B. 显色温度

        C. 测定时的取样体积　　　　D. 有色溶液的性质

        E. 显色溶液的浓度

    2）摩尔吸光系数 K 值（　　）表示该物质对某波长光的吸收能力越强。

        A. 越大　　　　　　　　　　B. 越小

        C. 先大后小　　　　　　　　D. 与大小无关

        E. 先小后大

5. 关于分光光度计的吸光度的认识中：

    1）分光光度计的吸光度一般常用（　　）标准溶液进行校正。

        A. 碱性重铬酸钾　　　　　　B. 酸性重铬酸钾

        C. 高锰酸钾　　　　　　　　D. 碳酸钠

        E. 邻苯二甲酸氢钾

    2）一般分光光度计吸光度的读数保留（　　）位有效数字。

        A. 1　　　　B. 2　　　　C. 3　　　　D. 4　　　　E. 5

6. 关于分光光度计的比色皿。

    1）每次测定有色溶液后，一定要充分洗涤，可用（　　）溶液浸泡。

        A. 盐酸　　　　　　　　　　B. 硫酸

        C. 硝酸　　　　　　　　　　D. 王水

        E. 高氯酸

    2）校正比色皿时，应将（　　）注入比色皿中，以其中吸收最小的比色皿为参比，测定其他比色皿的吸光度。

        A. 乙醇　　　　　　　　　　B. 三氯甲烷

        C. 盐酸溶液　　　　　　　　D. 纯净蒸馏水

        E. 硫酸溶液

五、A4题型（单项选择题）

1. 用分光光度法测定某样品中甲醛的浓度，六次测定结果分别为 0.21mg/m^3，

   0.23 mg/m^3，0.24 mg/m^3，0.25 mg/m^3，0.24 mg/m^3，0.25 mg/m^3。

   1）计算测定的平均偏差为（　　）。

   　　A. 0.01%　　　　　　　　　B. 0.02%

   　　C. 0.03%　　　　　　　　　D. 0.04%

   　　E. 0.05%

   2）计算测量结果的相对平均偏差为（　　）。

   　　A. 3.9%　　　　　　　　　　B. 4.0%

   　　C. 4.1%　　　　　　　　　　D. 4.2%

   　　E. 4.3%

   3）计算测量结果的标准偏差为（　　）。

   　　A. 0.020%　　　　　　　　　B. 0.021%

   　　C. 0.022%　　　　　　　　　D. 0.023%

   　　E. 0.024%

   4）计算测量结果的相对标准偏差为（　　）。

   　　A. 9%　　　　　　　　　　　B. 10%

   　　C. 11%　　　　　　　　　　D. 12%

   　　E. 13%

2. 工作场所空气中一氧化氮和二氧化氮的盐酸萘乙二胺分光光度法的样品采

   集方法为：

   1）在采样点，用两支各装有 5.0 mL 吸收液的（　　）平行放置。

   　　A. 大型气泡吸收管　　　　　B. 小型气泡吸收管

   　　C. 多空玻板吸收管　　　　　D. 冲击式吸收管

   2）其中一支吸收管进气口接（　　）。

   　　A. 干燥管　　　　　　　　　B. 氧化管

   　　C. 解吸管　　　　　　　　　D. 消解管

3）各以 0.5 L/min 流量采集空气样品，直到吸收液呈现（   ）为止。

    A.淡黄色   B.淡绿色

    C.淡紫色   D.淡红色

4）本方法的原理是空气中的二氧化氮吸收于水中生成亚硝酸，再与（   ）起重氮化反应，与（   ）偶合成玫瑰红色。

    A. 对氨基苯磺酸，盐酸萘乙二胺

    B. 盐酸萘乙二胺，对氨基苯磺酸

    C. 氨基磺酸，盐酸萘乙二胺

    D. 盐酸萘乙二胺，氨基磺酸

六、B题型（单项选择题）

1. 分光光度计在职业危害因素检测中，应用非常广泛，下列装置中：

1）用来提供能量并激发被测物质分子，使之产生电子光谱谱带的是（   ）。

2）将光信号转变为电信号的装置是（   ）。

3）显示仪器所测数据的是（   ）。

    A. 光源   B. 单色器

    C. 吸收池   D. 检测器

    E. 信号显示系统

2. 在分析过程中，不同的玻璃器皿用途及使用方法均有不同，请为下列操作选择对应的玻璃器皿。

1）可用火直接加热的容器是（   ）。

2）用于配制和准确稀释溶液的专用量器是（   ）。

3）滴定中用于准确测量滴定中消耗溶液体积的量器是（   ）。

    A. 移液管   B. 滴定管

    C. 容量瓶   D. 锥形瓶

    E. 刻度广口瓶

3. 分光光度法测定职业病危害因素时，不同化合物经处理加入显色剂后，会生成不同颜色溶液。

1）甲醛与酚试剂反应会生成吖嗪，在酸性溶液中，吖嗪被铁离子氧化生
成（　　）化合物。

2）二氧化硫的甲醛缓冲液-盐酸付玫瑰苯胺分光光度法中，样品溶液经处
理加入显色剂后，会生成（　　）化合物。

3）氯化氢和盐酸的硫氰酸汞分光光度法检测原理为在酸性溶液中，氯化
氢与硫氰酸汞反应生成（　　）络合物。

A. 蓝色　　　　　　　　　B. 紫色

C. 黄色　　　　　　　　　D. 蓝绿色

E. 红色

4. 在使用天平以前，应对天平进行调节。

1）调节天平的水平位置应使用（　　）。

2）观察天平的水平位置应使用（　　）。

3）调节天平的灵敏度应使用（　　）。

A. 水平仪　　　　　　　　B. 平衡调节螺丝

C. 重心调节螺丝　　　　　D. 升降枢纽

E. 底板前面的两只脚

5. 为消除不同原因引起的误差，可选择对应方法。

1）消除试剂、纯水带入的杂质所引起的误差的方法是（　　）。

2）减小测量的偶然误差的方法是（　　）。

3）当无标准试样做对照试验时，对分析结果进行校正的方法是（　　）。

A. 空白试验　　　　　　　B. 对照试验

C. 回收试验　　　　　　　D. 增加平行测定的次数

E. 校准仪器

七、C题型（多项选择题）

1. 为消除干扰物质对显色反应的干扰，可采取的方法是（　　）。

A. 控制溶液酸度　　　　　　　　B. 加入掩蔽剂

C. 改变干扰离子的价态　　　　　D. 选择合适的参比溶液

E. 增加显色剂用量

2. 离子色谱的检测器主要有（　　）。

A. 电导检测器　　　　　　　　　B. 安培检测器

C. 紫外可见分光光度检测器　　　D. 荧光检测器

E. 氮磷检测器

3. 若试样的分析结果的精密度很好，但准确度不好，说明分析过程中（　　）。

A. 偶然误差大　　　　　　　　　B. 偶然误差小

C. 系统误差大　　　　　　　　　D. 系统误差小

E. 以上均错误

4. 分光光度法中，影响显色反应的因素主要有（　　）。

A. 显色剂添加速度　　　　　　　B. 溶液酸度

C. 显色剂用量　　　　　　　　　D. 显色时间

E. 显色温度

5. 离子色谱具有（　　）等优点，适用于多种常见离子的测定。

A. 分析过程快速、方便　　　　　B. 灵敏度高

C. 选择性好　　　　　　　　　　D. 可同时分析多种离子化合物

E. 分离柱的稳定性好、容量高

6. 离子色谱的电化学检测器主要有（　　）。

A. 电导检测器　　　　　　　　　B. 安培检测器

C. 紫外可见分光光度检测器　　　D. 荧光检测器

E. 氮磷检测器

7. 离子色谱的光化学检测器主要有（　　）。

A. 电导检测器　　　　　　　　　B. 安培检测器

C. 紫外可见分光光度检测器　　　D. 荧光检测器

E. 氮磷检测器

8. 工作场所空气中可以用离子色谱法检测的物质是（　　）。

    A. 氟化氢   B. 氯化物

    C. 氯甲烷   D. 六氟化硫

    E. 硫酸盐

9. 我国现有职业卫生检测标准中使用离子选择电极检测的职业病危害因素为（　　）。

    A. 甲醇   B. 氨

    C. 氟化物   D. 一氧化碳

    E. 氟化氢

10. 根据我国现行职业卫生检测标准，以下物质中，能用不分光红外气体分析法进行检测的是（　　）。

    A. 甲醛   B. 二氧化碳

    C. 氟化物   D. 一氧化碳

    E. 氟化氢

八、D题型（不定项选择题）

1. 某厂在生产过程中有甲醛存在，针对工作场所中的甲醛：

  1）采集空气中的甲醛应选择（　　）。

    A. 大型气泡吸收管   B. 多孔玻板吸收管

    C. 微孔滤膜   D. 活性炭管

    E. 浸渍微孔滤膜

  2）采集的甲醛与酚试剂反应生成吖嗪，在（　　）中，吖嗪被铁离子氧化生成蓝色化合物。

    A. 酸性溶液   B. 碱性溶液

    C. 中性溶液   D. 酸性缓冲液

    E. 碱性缓冲液

  3）甲醛标准溶液可用购买的甲醛溶液稀释后，用（　　）进行标定。

A. 碘溶液   B. 邻苯二甲酸氢钾

C. 硫代硫酸钠   D. 氢氧化钠

E. 碳酸氢钠

4）采集的甲醛样品应在（ ）h 内检测。

A. 4   B. 12   C. 24   D. 48   E. 72

5）样品显色后可稳定（ ）。

A. 30 min   B. 1 h   C. 2 h   D. 3 h   E. 4 h

2. 利用离子色谱法测定某工作场所空气中氯化氢的浓度，用装有碱性溶液的多孔玻板吸收管采集，经色谱柱分离，保留时间定性、峰高或峰面积定量。

1）在离子色谱中，下列属于流动相影响分离选择性的因素是（ ）。

A. 淋洗液的组成   B. 淋洗液浓度

C. 淋洗液流速   D. 温度

E. 压强

2）所用检测器为（ ）。

A. 电导检测器   B. 安培检测器

C. 荧光检测器   D. 紫外检测器

E. 火焰光度检测器

3）与常规 HPLC 相比，离子色谱仪主要差异之一在于在色谱柱之后和检测器之前，离子色谱带有（ ）。

A. 抑制器   B. CR-T

C. 脱气装置   D. 保护柱

E. 气路系统

4）采集氯化氢的碱性溶液是指（ ）。

A. 碳酸氢钠   B. 氢氧化钠

C. 氢氧化钾   D. 碳酸钠

E. 碳酸钠和碳酸氢钠溶液

5）过滤样品的微孔滤膜孔径为（ ）μm。

A. 0.1 　　　 B.0.2 　　　 C. 0.3 　　　 D. 0.4 　　　 E. 0.5

答案：

一、A0题型（单项选择题）

1.B，2.B，3.A，4.A，5.B，6.B，7.B，8.B，9.A，10.B

二、A1题型（单项选择题）

1.C，2.B，3.D，4.C，5.A，6.A，7.A，8.B，9.B，10.C

三、A2题型（单项选择题）

1.B，2.D，3.B，4.B，5.A，6.C，7.D，8.C，9.B，10.A

四、A3题型（单项选择题）

1-1）C，1-2）A，2-1）B，2-2）C，3-1）A，3-2）B，4-1）C，4-2）A，5-1）A，5-2）C，6-1）C，6-2）D

五、A4题型（单项选择题）

1-1）A，1-2）D，1-3）E，1-4）B，2-1）C，2-2）B，2-3）D，2-4）A

六、B题型（单项选择题）

1-1）A，1-2）D，1-3）E，2-1）D，2-2）C，2-3）B，3-1）A，3-2）E，3-3）E，4-1）E，4-2）A，4-3）C，5-1）A，5-2）D，5-3）C

七、C题型（多项选择题）

1.ABCDE，2.ABCD，3.BC，4.BCDE，5.ABCDE，6.AB，7.CD，8.ABE，9.CE，10.BD

八、D题型（不定项选择题）

1-1）A，1-2）A，1-3）C，1-4）D，1-5）E，2-1）ABC，2-2）A，2-3）A，2-4）D，2-5）B

第四章　工作场所空气中金属及类金属化合物分析技术

第一节　样品预处理及分析方法

金属及其化合物是职业病危害因素中的重要组成部分，我国国家卫生健康委发布的《工作场所有害因素职业接触限值 第1部分：化学有害因素》（GBZ 2.1-2019）中，规定了工作场所中多种金属及其化合物的职业接触限值（OELs）。

在目前已发布的GBZ/T 300系列标准中，推荐了31种金属及其化合物的分析方法，主要包括原子吸收光谱法（AAS）、电感耦合等离子体发射光谱法（ICP-AES）、原子荧光光谱法（AFS）和分光光度法。

一、样品预处理

在工作场所空气有害物质检测中，金属及类金属及其化合物的样品主要采用滤料或浸渍滤料进行采集，其常用的样品预处理方法主要有洗脱法和消解法。洗脱法是指用溶剂或溶液将滤料上的待测物溶洗下来的方法。

消解法是利用高温和/或氧化作用将滤料及样品基质破坏，制成便于测定的样品溶液。消解法分为干灰化法和湿式消解法两种，在工作场所空气检测中，主要使用湿式消解法中的酸消解法，常用的氧化性酸和氧化剂有浓硝酸、浓硫酸、高氯酸、过氧化氢等，加热设备主要有电炉和微波消解仪等。一般单一的氧化性酸不易将样品分解完全，且在操作中容易产生危险，因此在日常工作中多将两种或两种以上的强酸或氧化剂联合使用，如硝酸和高氯酸，或者硝酸和过氧化氢等，使有机物质能快速而又平稳的消解。

二、分析方法

1.原子吸收光谱法

原子吸收光谱法是利用气态原子可以吸收一定波长的光辐射，使原子中外层的电子从基态跃迁到激发态的现象而建立的。由于各种原子中电子的能级不同，将有选择性地共振吸收一定波长的辐射光，这个共振吸收波长恰好等于该原子受激发后发射光谱的波长。当光源发射的某一特征波长的光通过原子蒸气时，即入射辐射的频率等于原子中的电子由基态跃迁到较高能态（一般情况下都是第一激发态）所需要的能量频率时，原子中的外层电子将选择性地吸收其同种元素所发射的特征谱线，使入射光减弱。特征谱线因吸收而减弱的程度称吸光度A，在线性范围内与被测元素的含量成正比：

$$A=Kc$$

式中K为常数，c为试样浓度；K包含了所有的常数。此式就是原子吸收光谱法进行定量分析的理论基础。

原子吸收光谱法具有以下优点：①灵敏度高，检出限低。②精密度高，准确度高。③选择性高。④分析速度快，操作方便。⑤应用范围广，可测定70多个元素。⑥仪器比较简单，一般实验室可配备。

缺点在于：测定一些难熔金属元素，如稀土元素锆等以及非金属元素不能令人满意；通常情况下一种元素对应一个空心阴极灯，多元素的同时分析测定受到限制。

原子吸收光谱仪由光源、原子化器、分光系统和检测系统四大部件组成。

光源的作用是提供待测元素的特征光谱——共振线。其应满足以下要求：①能发射锐线发射的谱线宽度小于吸收线的宽度。②辐射光强度大。③稳定性好。④寿命长。空心阴极灯是能满足以上各项要求的理想的锐线光源，应用最广。

原子化器是将试样中的待测元素转变成气态的基态原子（原子蒸气）。常用的原子化器有火焰原子化器、石墨炉原子化器以及低温原子化器。

火焰原子化器是由雾化器、雾化室和燃烧器组成。雾化器通过毛细管将溶液吸入，液流喷射在撞击球上，打碎成细小的雾滴。雾化室对于雾化气与燃气混合，最后混合气到达燃烧器。燃烧器的作用是形成火焰，使进入火焰的待测元素的溶液经过干燥、熔化、蒸发、解离及原子化过程转变成基态原子蒸气，要求燃烧器的原子化程度高，火焰稳定，吸收光程长，噪声小。火焰原子吸收法常用的火焰有空气–乙炔火焰和笑气–乙炔火焰等。

石墨炉原子化器由加热电源、保护气控制系统和石墨炉组成。加热电源电流通过石墨管产生高温，最高温度可达到3000 ℃。保护气控制系统控制保护气氩气，外气保护石墨炉不被烧蚀。内气吹扫在干燥和灰化过程中产生的基体蒸气，同时保护原子不再次被氧化。

石墨炉原子化法的优点在于可以控制温度，原子化效率高达90%；自由原子在吸收区停留时间长，达火焰的103倍；样品消耗量小，液体样品1~50 μL，固体样品0.1~1 mg；绝对灵敏度比火焰法高100~1000倍；适用于难挥发、难原子化元素和微量样品的分析（锆）。缺点在于测量精密度比火焰法差，基体影响大，干扰较复杂，设备较昂贵。

分光器由入射狭缝、反射镜、色散元件组成，其作用是将所需要吸收峰线分离出来。

原子吸收光谱仪中广泛使用的检测器是光电倍增管，最近一些仪器也采用电荷耦合器件作为检测器（固体检测器）。

2.电感耦合等离子体发射光谱法

电感耦合等离子体发射光谱法是等离子体光源与原子发射光谱的联用技术，就是利用等离子体构成的高温使待测元素产生原子发射光谱，经过对光谱强度的检测，可以定性定量分析待测样中的目标元素。

电感耦合等离子体原子发射光谱法主要有以下性能特点：①分析灵敏度高。可准确分析含量10^{-9}级的元素。②样品范围广。采用溶液雾化后的液体进样方式，可实现70多种元素的测定，可在不改变分析条件的情况下，同时进行多元素的测定，或者有顺序地进行主量、微量及痕量浓度的元素测定。

③动态线性范围宽。其动态线性范围大于106，避免了高浓度元素要稀释，微量元素要富集的操作，减少了烦琐处理过程中产生的误差。④多种元素同时测定。⑤定性及半定量分析。可利用丰富的标准谱线图库对未知样品进行快速的定性及半定量分析。

电感耦合等离子体原子发射光谱仪器基本结构由ICP矩管、进样装置、分光器、检测器和数据处理系统组成。

（1）ICP矩管：由高频发生器、矩管和高频感应线圈组成。ICP矩管的主要作用是使样品蒸发、离解、原子化、激发、跃迁产生光辐射。矩管能产生6000～7000 K高温，使待测元素产生发射光谱。

（2）进样装置：由蠕动泵、雾化器和雾室组成。

（3）分光器：由入射狭缝、光栅、若干光学镜片及出射狭缝组成。

（4）检测器：光电倍增管和固体检测器（CCD和CID）。

（5）数据处理系统：主要由计算机、仪器控制及数据处理软件组成。

3.原子荧光光谱法

原子荧光光谱法是介于原子发射光谱和原子吸收光谱之间的光谱分析技术。它的基本原理是基态原子（一般蒸气状态）吸收合适的特定频率的辐射而被激发至高能态，而后激发过程中以光辐射的形式发射出特征波长的荧光。原子荧光光谱分析法具有很高的灵敏度，校正曲线的线性范围宽，能进行多元素同时测定，是测定工作场所空气中砷、铋、汞、硒、碲等元素的分析方法之一。

原子荧光光谱法优点在于：①检出限低，灵敏度高。②干扰较少，谱线比较简单。③分析校准曲线线性范围宽，可达3~5个数量级。④由于原子荧光是向空间各个方向发射的，较容易制作多道仪器而实现多元素同时测定。

原子荧光光谱仪与原子吸收光谱仪的构造大致相同，由光源、光路、原子化器和检测系统四大部件组成。

在原子荧光光谱仪中需要采用高强度空心阴极灯、无极放电灯、激光和等离子体等。商品仪器多采用高强度空心阴极灯、无极放电灯两种。

光路的设置：为了检测荧光信号，避免待测元素本身发射的谱线，要求光源、原子化器和检测器三者处于直角状态。

原子荧光光谱仪的主要干扰是荧光猝灭效应。荧光猝灭效应是指处于激发态的原子，随时可能在原子化器中与其他分子、原子或电子发生非弹性碰撞而丧失其能量，荧光将减弱或完全不产生的现象。

荧光猝灭的程度与被测元素以及猝灭剂的种类有关。一定要注意溶剂、共存杂质、氧气等猝灭剂的影响。这种干扰可以采用减少溶液中其他干扰离子的浓度避免。

4.分光光度法

以上各种分析方法样品预处理操作简单，但均存在只能测定样品中易被消解的元素总含量，无法分析不溶或各价态金属元素含量。在需要准确测定某种元素化合物时，可采用分光光度法，如二氧化锡的干灰化-栎精分光光度法、氧化砷的溶剂洗脱-二乙氨基二硫代甲酸银分光光度法和氰氨化钙的溶剂洗脱-氨基亚铁氰化钠分光光度法等。

第二节　例题解析

例题1：

在原子吸收分析法中，被测定元素的灵敏度、准确度在很大程度上取决于（　　）。

　　A.火焰　　　　　　　　　　B.空心阴极灯

　　C.原子化系统　　　　　　　D.分光器

　　E.检测器

解析：C。原子吸收法分析金属元素时，原子化系统是影响方法灵敏度、准确度的主要因素。

例题2：

火焰原子吸收光度法测定工作场所空气有毒物质钠及其化合物，发现加入镧盐会使其更稳定，这是为了消除（　　）干扰。

A. 基体　　　B. 光谱　　　C. 电离　　　D. 化学　　　E. 生物

解析： C。镧盐能消除钠溶液中的电离干扰，使其在原子吸收法检测过程更加稳定。

例题3：

原子吸收光谱仪的空心阴极灯构造为（　　）。

A. 待测元素作阴极，铂丝作阳极，内充低压惰性气体

B. 待测元素作阳极，铂丝作阴极，内充低压惰性气体

C. 待测元素作阴极，钨棒作阳极，内充少量惰性气体

D. 待测元素作阳极，钨棒作阴极，内充低压惰性气体

E. 待测元素作阴极，铂丝作阳极，灯内抽真空

解析： C。空心阴极灯内部构造为待测元素作阴极，钨棒作阳极，内充少量惰性气体。

例题4：

火焰原子吸收光度法的雾化效率与（　　）无关。

A. 试液密度　　　　　　　　B. 试液黏度

C. 试液浓度　　　　　　　　D. 表面张力

E. 以上均不影响

解析： C。待测溶液的密度、黏度和表面张力均会影响雾化效率。

例题5：

下列金属能用硝酸溶解的是（　　）。

A. 锑　　　B. 锡　　　C. 铅　　　D. 铜　　　E. 镍

解析：BCD。锡、铅、铜易与硝酸反应生成对应的硝酸盐。

第三节　重点练习

一、A0题型（单项选择题）

1. 原子化器系统中的燃烧器的作用是产生火焰并使试样原子化。（　）

    A.对　　　　　　　　B.错

2. 原子吸收测定中常用的火焰中，空气-乙炔产生的火焰温度要比氧化亚氮-乙炔高。（　）

    A.对　　　　　　　　B.错

3. 荧光分析中，荧光强度与入射光强度呈线性关系。（　）

    A.对　　　　　　　　B.错

4. 工作场所空气中砷既可以用原子荧光法测定，也可以用原子吸收法测定。（　）

    A.对　　　　　　　　B.错

5. 电感耦合等离子体发射光谱法无法同时进行多元素检测。（　）

    A.对　　　　　　　　B.错

6. 原子吸收光谱分析仪的光源是氘灯。（　）

    A.对　　　　　　　　B.错

7. 工作场所空气中的镉样品采集后可在室温下可保存15 d。（　）

    A.对　　　　　　　　B.错

8. 酸消解-火焰原子吸收光谱法测定铬及其化合物时，消解温度对铬的回收率有影响，应控制在200 ℃以下。（　）

    A.对　　　　　　　　B.错

9. 空气中气溶胶态铊及其化合物用微孔滤膜采集，用1%硝酸溶液洗脱后进行测定。（　）

A. 对　　　　　　　B. 错

10. 空气中的蒸气态和气溶胶态三乙基氯化锡用浸渍滤膜采集。（　　）

A. 对　　　　　　　B. 错

二、A1题型（单项选择题）

1. 在使用ICP-OES时，应注意溶液黏度对实验的影响。下列三种常用的酸在酸度相同时，其黏度递增次序为（　　）。

A. $HNO_3 < HClO_4 < H_3PO_4$　　　　　B. $H_3PO_4 < HNO_3 < HClO_4$

C. $HClO_4 < HNO_3 < H_3PO_4$　　　　　D. $HNO_3 < H_3PO_4 < HClO_4$

E. $HClO_4 < H_3PO_4 < HNO_3$

2. 原子吸收光谱分析仪的光源是（　　）。

A. 氢灯　　　　　　　　　　　　B. 氘灯

C. 氙灯　　　　　　　　　　　　D. 钨丝灯

E. 空心阴极灯

3. 原子吸收测定中常用的火焰有①空气-乙炔，②空气-氢气，③氧化亚氮-乙炔三种，其中火焰温度由高到低排列为（　　）。

A. ①②③　　　　　　　　　　　B. ③①②

C. ①③②　　　　　　　　　　　D. ②①③

E. ③②①

4. 原子荧光光谱法测定汞及其无机化合物时，若样品中出现沉淀，应使用（　　）使颜色和沉淀彻底消除。

A. 硼氢化钠溶液　　　　　　　　B. 氯化亚锡溶液

C. 饱和硫代硫酸钠溶液　　　　　D. 高锰酸钾溶液

E. 盐酸羟胺溶液

5. 原子吸收测定时，调节燃烧器高度的目的是（　　）。

A. 控制燃烧速度　　　　　　　　B. 增加燃气和助燃气预混时间

C. 提高试样雾化效率　　　　　　D. 选择合适的吸收区域

E. 提高原子化效率

6. 原子吸收光谱光源发出的是（　　）。

    A. 单色光　　　　　　　　　　B. 复合光

    C. 白光　　　　　　　　　　　D. 可见光

    E. 紫外光

7. 职业卫生检测中金属类样品消解时最常用的酸是（　　）。

    A. 硝酸　　　　　　　　　　　B. 硫酸

    C. 盐酸　　　　　　　　　　　D. 1:1盐酸和硫酸混合液

    E. 1:9高氯酸和硝酸混合液

8. 电感耦合等离子体发射光谱法简称（　　）。

    A. IC　　　　　　　　　　　　B. ICP-AES

    C. GC　　　　　　　　　　　　D. GC-MS

    E. HPLC

9. 工作场所空气检测中，冲击式吸收管采集铬酸时，使用的采样流量为（　　）。

    A. 0.5 L/min　　　　　　　　B. 1 L/min

    C. 1.5 L/min　　　　　　　　D. 2 L/min

    E. 3 L/min

10. 等离子体是指电离度大于（　　）的被电离气体，这种气体含有大量电子和离子，是电的良导体。

    A. 0.1%　　　　　　　　　　 B. 0.2%

    C. 0.3%　　　　　　　　　　 D. 0.4%

    E. 0.5%

三、A2题型（单项选择题）

1. 火焰原子吸收光谱法测锰时，会对结果产生正干扰的是（　　）。

    A. 100倍 Al^{3+}　　　　　　　　B. 100倍 Fe^{3+}

C. Mo^{6+} D. Si^{4+}

E. 100 倍 Cu^{2+}

2. 某台原子吸收分光光度计，其线色散率为每纳米 1.0 mm，用它测定某种金属离子，已知该离子的灵敏线为403.3 nm，附近还有一条403.5 nm的谱线，为了不干扰该金属离子的测定，仪器的狭缝宽度应（　　）。

A. < 5 mm   B. < 2 mm

C. < 1 mm   D. < 0.5 mm

E. < 0.2 mm

3. 准确移取1.0 mg/mL铜的标准溶液2.5 mL，于容量瓶中稀释至500 mL，则稀释后的溶液含铜（μg/mL）为（　　）。

A. 0.2   B. 2.5

C. 5.0   D. 10

E. 25

4. 我国职业卫生标准方法中，空气中锰转换成二氧化锰的换算系数是（　　）。

A. 1.58   B. 1.32

C. 2.46   D. 1.66

E. 2.53

5. 对低、中温元素，使用空气–乙炔火焰；对高温元素，宜采用氧化亚氮–乙炔高温火焰；对分析线位于短波区（　　）nm以下的元素，使用空气–氢火焰是合适的。

A. 100   B. 200

C. 300   D. 400

E. 500

6. 国际纯粹与应用化学联合会规定，原子吸收光谱法测定的灵敏度常用特征浓度或特征质量表示，即产生1%吸收或（　　）吸光度时所对应的被测物的浓度或质量。

A. 0.0044   B. 0.0020

C.0.0144

D. 0.044

E. 以上均不准确

7. 原子光谱法测定工作场所空气有害物质时，在最佳测试条件下，以重复多次（至少10次）测定的约等于（　　）倍预期测定下限浓度的含待测物标准溶液吸光度的3倍标准偏差，所对应的待测浓度或含量作为检出限值。

A. 2

B. 3

C.5

D. 8

E. 10

8. GBZ/T 300.1—2017标准要求制备的标准曲线或工作曲线或回归方程的相关系数，其中石墨炉原子吸收光谱法要求相关系数≥（　　）。

A. 0.98

B. 0.99

C.0.998

D. 0.999

E. 0.9999

9. 原子荧光分光光检测目标元素过程中，原子蒸气受具有特征波长的光源照射后，其中一些自由原子被激发跃迁至较高能态，然后以直接跃迁形式回复到基态，当激发辐射的波长与所产生的荧光波长相同时，这种荧光称为（　　）。

A. 敏化荧光

B. 直跃线荧光

C. 阶跃线荧光

D. 共振荧光

E. 锐线光谱

10. 某检测人员测定工作场所空气中气溶胶态钾及其化合物溶剂洗脱－火焰原子吸收光谱法，结果计算过程中钾及其化合物有多种形态，以下不属于工作场所空气中钾及其化合物的基本信息的是（　　）。

A. 钾

B. 氢氧化钾

C. 氯化钾

D. 高锰酸钾

E. 碳酸钾

四、A3题型（单项选择题）

1. 用火焰原子吸收光谱法测定血清钙。测定样品血清吸光度为0.295。取5.0 mL该样品，加入浓度为1.0 mmol/L的钙标准溶液5.0 mL，混匀后测得吸光度为0.417。

　　1）原子吸收光谱法中吸光度A与待测元素浓度c的关系为（　　）。

　　　　A. $A=K\lg c$　　　　　　　　　B. $A=Kc$

　　　　C. $A=2Kc$　　　　　　　　　D. $A=1/2Kc$

　　　　E. $A=Kc$

　　2）血清中钙的含量为（　　）mmol/L。

　　　　A. 8.12　　　　　　　　　　B. 9.55

　　　　C. 10.9　　　　　　　　　　D. 11.4

　　　　E. 12.1

2. 关于火焰原子吸收光谱法测定时：

　　1）光谱干扰是指待测元素发射或吸收的光谱与干扰物的（　　）光谱不能完全分离所引起的干扰。

　　　　A. 电离　　　　　　　　　　B. 散射

　　　　C. 辐射　　　　　　　　　　D. 折射

　　　　E. 吸收

　　2）氘灯背景校正适合的校正波长范围为（　　）nm。

　　　　A. 100~200　　　　　　　　B. 220~350

　　　　C. 200~500　　　　　　　　D. 400~800

　　　　E. 200~800

3. 实验室在使用原子吸收光谱仪时需用到乙炔。

　　1）下列材质中，该仪器供乙炔气体使用的器材（管路和零件）不能使用的是（　　）。

　　　　A. 铁　　　　　　　　　　　B. 不锈钢

　　　　C. 铝　　　　　　　　　　　D. PVC

E. 银

2）乙炔钢瓶最好应存放在（　）。

A. 原子吸收仪器边　　　　　　B. 阳台

C. 窗口　　　　　　　　　　　D. 门口

E. 贮瓶室

4. 洗脱法是用溶剂或溶液将滤料上的待测物溶洗下来的方法，其评价指标为洗脱效率。

1）一般要求洗脱效率应不小于（　）。

A. 75%　　　　　　　　　　　B. 80%

C. 85%　　　　　　　　　　　D. 90%

E. 95%

2）以下因素不会影响洗脱效率的是（　）。

A. 洗脱液的性质　　　　　　　B. 洗脱时间

C. 加热　　　　　　　　　　　D. 振摇

E. 加浓酸

5. 原子吸收光谱法在当前职业卫生金属样品的检测中应用最为广泛。

1）下列不能用原子吸收光谱法测定的金属元素有（　）。

A. 砷　　　　　　　　　　　　B. 汞

C. 铅　　　　　　　　　　　　D. 锆

E. 锰

2）不属于原子吸收光谱法的优点的是（　）。

A. 应用范围广　　　　　　　　B. 分析速度快

C. 可同时进行多元素分析　　　D. 选择性好

E. 检测限低

6. 火焰原子吸收分析中，乙炔-空气火焰主要有贫燃火焰、富燃火焰和中性火焰，在分析不同性质元素时，应选择合适的火焰。

1）不易氧化的元素应选择（　）。

    A. 贫燃火焰   B. 富燃火焰

    C. 中性火焰   D. 以上均可以

    E. 以上均不可以

2）元素形成氧化物难以原子化的应选择（　　）。

    A. 贫燃火焰   B. 富燃火焰

    C. 中性火焰   D. 以上均可以

    E. 以上均不可以

7. 测定工作场所空气锑及其化合物中时：

1）锑及其化合物的检测方法为（　　）。

    A. 原子吸收光谱法   B. 紫外可见分光光度法

    C. 气相色谱法   D. 离子色谱法

    E. 液相色谱法

2）空气中锑及其化合物样品用（　　）采集。

    A. 吸收液   B. 活性炭管

    C. 微孔滤膜   D. 玻璃纤维滤纸

    E. 硅胶管

8. 原子荧光法测汞及其化合物中：

1）空气中蒸气态汞用（　　）采集。

    A. 吸收液   B. 活性炭管

    C. 微孔滤膜   D. 浸渍微孔滤膜

    E. 硅胶管

2）采集氯化汞时，应在采样后立即加入（　　）溶液，使其稳定。

    A. 重铬酸钾   B. 盐酸羟胺

    C. 高锰酸钾   D. 硫酸溶液

    E. 盐酸溶液

9. 2017版的国标方法中，将有机锡的检测方法与锡及其无机化合物分开，单独成一部分。

1）空气中蒸气态二月桂酸二丁基锡用（　　）采集。

  A. 冲击式吸收管   B. 大型气泡吸收管

  C. 微孔滤膜   D. 碱性滤膜

  E. 多孔玻板吸收管

2）空气中的蒸气态和气溶胶态三乙基氯化锡用（　　）采集。

  A. 活性炭管   B. 硅胶管

  C. 聚氨酯泡沫塑料   D. OVS 管

  E. 多孔玻板吸收管

10. 某工厂中可能存在镉、铜、锰、锌、镁、钙等多种金属元素。

1）若要同时分析样品中的6种金属元素，应选择（　　）。

  A. 火焰原子吸收光谱法   B. 石墨炉原子吸收光谱法

  C. ICP-AES 法   D. 原子荧光光谱法

  E. 紫外可见分光光度法

2）根据以上金属元素的性质，应选择（　　）溶液作为溶剂。

  A. 硝酸   B. 硫酸

  C. 盐酸   D. 磷酸

  E. 高氯酸

五、A4题型（单项选择题）

1. 用不同方法测定工作场所中不同形态铅时。

1）酸消解–火焰原子吸收光谱法测定时，（　　）会对结果产生一定的干扰。

  A. 50 μg/mLSn^{4+} B. 100 μg/mLZn^{2+}

  C. 100 μg/mLCu^{2+} D. 100 μg/mLCa^{2+}

  E. 50 μg/mLMg^{2+}

2）溶剂洗脱–二硫腙分光光度法中，为保证结果的准确性，应调节 pH 在（　　）。

  A. 6.5~8.5   B. 8.5~11.0

C. 9.0~12.0   D. 2.5~4.5

E. 12.0~14.0

3）溶剂洗脱–二硫腙分光光度法测定空气中的铅烟和铅尘时，采集的微孔滤膜用（ ）洗脱。

A. 硝酸溶液   B. 盐酸溶液

C. 硫酸溶液   D. 水

E. 氢氧化钠溶液

4）为采集空气中的蒸气态四乙基铅，可以选择（ ）。

A. 微孔滤膜   B. 活性炭管

C. 硅胶管   D. 浸渍滤膜

E. 吸收液

2. 在职业病危害因素检测中，原子吸收检测方法可应用于绝大多数金属元素以及部分类金属的检测。

1）原子吸收检测方法样品的采样介质最主要的是（ ）。

A. 测尘滤膜   B. 吸收液

C. 活性炭管   D. 微孔滤膜

E. 硅胶管

2）一些难熔金属元素，如（ ）用原子吸收法检测效果不能令人满意。

A. 铅   B. 铜

C. 镉   D. 锆

E. 铬

3）原子吸收光谱光源发出的是（ ）。

A. 单色光   B. 复合光

C. 白光   D. 可见光

E. 紫外光

4）原子吸收测定时，调节燃烧器高度的目的是（ ）。

A. 控制燃烧速度   B. 增加燃气和助燃气预混时间

C. 提高试样雾化效率　　　　　D. 选择合适的吸收区域

E. 提高原子化效率

3. 空气中气溶胶态水溶性钠及其化合物（包括氢氧化钠和碳酸钠等）用微孔
滤膜采集，水洗脱后，用火焰原子吸收光谱法进行测定吸光度。

1）解吸用的水需要达到（　　）以上。

A. 普通自来水　　　　　　　　B. 一级

C. 二级　　　　　　　　　　　D. 三级

E. 矿泉水

2）检测波长为（　　）nm。

A. 357.9　　　　　　　　　　B. 589

C. 324.7　　　　　　　　　　D. 283.3

E. 193.7

3）分析过程中加入硝酸镧溶液的作用（　　）nm。

A. 消电离剂　　　　　　　　　B. 释放剂

C. 保护剂　　　　　　　　　　D. 缓冲剂

E. 抑制剂

4）如果空气中仅有氢氧化钠，那么换算系数是（　　）。

A. 2.3　　　　　　　　　　　B. 1.74

C. 1.64　　　　　　　　　　　D. 2.34

E. 1.44

4. 空气中砷及其化合物（除砷化氢外）用浸渍微孔滤膜采集，消解后，砷被
还原成砷化氢，在原子化器中，生成的砷基态原子吸收一定的波长，发射
出原子荧光，测定原子荧光强度，进行定量。

1）检测过程中还原剂为（　　）。

A. 硼氢化钠　　　　　　　　　B. 抗坏血酸

C. 硫脲　　　　　　　　　　　D. 硫代硫酸钠

E. 氯化亚锡

2）一定的波长是指（　　）nm。

　　A. 589　　　　　　　　　　B. 193.7

　　C. 324.7　　　　　　　　　D. 283.3

　　E. 357.9

3）制作浸渍微孔滤膜的浸渍液主要原料为（　　）。

　　A. 硫脲　　　　　　　　　　B. 抗坏血酸

　　C. 过氧化氢　　　　　　　　D. 碳酸钠

　　E. 聚乙烯氧化吡啶

4）原子荧光光谱灵敏度最高可以达到（　　）。

　　A. 10~16　　　　　　　　　B. 10~15

　　C. 10~12　　　　　　　　　D. 10~9

　　E. 10~6

5. 空气中钨及其化合物用微孔滤膜采集，消解后，在还原剂作用下，钨离子
与硫氰酸钾反应生成络合物；在一定波长下测量吸光度，进行定量。

1）消解液为（　　）。

　　A. 高氯酸　　　　　　　　　B. 硝酸

　　C. 盐酸　　　　　　　　　　D. 硫酸

　　E. 1 : 9高氯酸 : 硝酸

2）还原剂为（　　）。

　　A. 硫脲　　　　　　　　　　B. 抗环血酸

　　C. 硼氢化钾　　　　　　　　D. 氯化亚锡

　　E. 硼氢化钠

3）反应显（　　）。

　　A. 绿色　　　　　　　　　　B. 蓝色

　　C. 黄色　　　　　　　　　　D. 紫色

　　E. 红色

4）检测波长为（　　）nm。

A. 400   B. 420

C. 575   D. 540

E.640

六、B题型（单项选择题）

1. 实验室安全至关重要，使用不同的化学试剂时我们都要做好相应的防护。

   1）在用二硫化碳解吸时，应该（   ）。

   2）在用浓硫酸时，应该（   ）。

   3）在用氢氧化钠时，应该（   ）。

   A. 防止中毒   B. 防止爆炸

   C. 防止腐蚀   D. 防止烫伤

   E. 防止损伤

2. 对下列数字进行修约：

   1）数据35.56，修约为36，修约间隔为（   ）。

   2）数据35.5656，修约为35.6，修约间隔为（   ）。

   3）铜尘PC-TWA为1 mg/m³，样品浓度需按照修约间隔（   ）进行修约。

   A. 1   B. 0.1

   C. 0.01   D. 0.001

   E. 0.0001

3. 火焰原子吸收光谱法测定金属元素选择的检测波长一般为第一共振线。

   1）铜在（   ）处进行分析。

   2）镉在（   ）处进行分析。

   3）锰在（   ）处进行分析。

   A. 239.6 nm   B. 228.8 nm

   C. 279.5 nm   D. 422.7 nm

   E. 324.7 nm

七、C题型（多项选择题）

1. 消解法是利用高温和/或氧化作用将滤料及样品基质破坏，制成便于测定的样品溶液。消解法的评价指标是消解效率，影响消解效率的因素有（　）。

   A. 消解的温度　　　　　　　　B. 消解的时间

   C. 消解方法　　　　　　　　　D. 消解液体积

   E. 消解容器

2. 下列化合物中，可利用原子荧光光谱法测定的是（　）。

   A. 氯化汞　　　　　　　　　　B. 砷化氢

   C. 氧化锑　　　　　　　　　　D. 二氧化硒

   E. 氧化碲

3. 在ICP光谱分析的样品处理中，通常使用的酸为（　）。

   A. 盐酸　　　　　　　　　　　B. 硫酸

   C. 磷酸　　　　　　　　　　　D. 硝酸

   E. 高氯酸

4. 原子吸收分光光度计主要组成部分有（　）。

   A. 光源　　　　　　　　　　　B. 吸收池

   C. 原子化器　　　　　　　　　D. 分光器

   E. 检测器

5. 原子吸收分光光度法测定的干扰因素主要有（　）。

   A. 光谱干扰　　　　　　　　　B. 电离干扰

   C. 化学干扰　　　　　　　　　D. 物理干扰

   E. 背景吸收

6. 当前金属及其化合物的分析方法主要包括（　）。

   A. 原子吸收法　　　　　　　　B. 分光光度比色法

   C. 原子荧光光度分析法　　　　D. 液相色谱法

   E. 红外光谱法

7. 原子吸收分析中，由于光源不稳，导致基线漂移，下列方法中，不可以降低或克服这种影响的是（　　）。

    A. 对光源进行适当预热　　　　　B. 光源采用短脉冲供电

    C. 空白校正　　　　　　　　　　D. 利用氘灯进行校正

    E. 以上都可以

8. 原子吸收测定中，以下叙述和做法不正确的是（　　）。

    A. 一定要选择待测元素的共振线作分析线，绝不可采用其他谱线作分析线

    B. 在维持稳定和适宜的光强条件下，应尽量选用较低的灯电流

    C. 对于碱金属元素，一定要选用富燃火焰进行测定

    D. 消除物理干扰，可选用高温火焰

    E. 为了足够的光强，应尽量选用高的灯电流

9. 洗脱法是用溶剂或溶液（称为洗脱液）将滤料上的待测物溶洗下来的方法，洗脱液一般为（　　）。

    A. 酸性溶液　　　　　　　　　　B. 去离子水

    C. 有机溶剂　　　　　　　　　　D. 浓酸

    E. 热碱液

10. 消解法分为（　　）。

    A. 洗脱法　　　　　　　　　　　B. 干挥发法

    C. 化学法　　　　　　　　　　　D. 湿式消解法

    E. 物理法

八、D题型（不定项选择题）

1. 用火焰原子吸收法测定空气中的气溶胶态铬及其化合物，使用微孔滤膜采集，酸消解后，用乙炔–空气火焰原子吸收分光光度计在357.9 nm波长下测定吸光度，进行定量。

    1）原子吸收光谱法中，背景吸收产生的干扰主要表现为（　　）。

        A. 火焰中产生的分子吸收及固体微粒的光散射

B. 共存干扰元素发射的谱线

C. 火焰中待测元素产生的自吸现象

D. 基体元素产生的吸收

E. 以上都不对

2）下列火焰组成的温度最高的是（　　）。

A. 空气－乙炔　　　　　　　B. 空气－煤气

C. 笑气－乙炔　　　　　　　D. 氧气－氢气

E. 氧气－煤气

3）测定铬元素的灵敏度、准确度在很大程度上取决于（　　）。

A. 空心阴极灯　　　　　　　B. 火焰

C. 原子化系统　　　　　　　D. 分光系统

E. 测定波长

4）空心阴极灯的作用是（　　）。

A. 提供试样原子化的能量　　B. 产生紫外线

C. 产生衍射光　　　　　　　D. 产生足够的散射光

E. 发射待测元素的特征谱线

5）测定元素铬所用的火焰，燃助比大于其化学反应计量关系被称作（　　）。

A. 中性火焰　　　　　　　　B. 富燃火焰

C. 贫燃火焰　　　　　　　　D. 中等离子体炬焰

E. 高能火焰

2. 利用石墨炉原子吸收分光光度测定空气中的蒸气态四乙基铅。样品经采集，酸解吸后，用石墨炉原子吸收分光光度计在283.3 nm波长下测定吸光度，进行定量。

1）四乙基铅的采样介质为（　　）。

A. 活性炭管　　　　　　　　B. 微孔滤膜

C. 硅胶管　　　　　　　　　D. 过氯乙烯滤膜

E. 玻璃纤维滤纸

2）解吸液为（　　）。

    A. 1%硝酸溶液　　　　　　　B. 2%硝酸溶液

    C. 1%盐酸溶液　　　　　　　D. 2%盐酸溶液

    E. 3%盐酸溶液

3）在原子吸收分析法中，被测定元素的灵敏度、准确度在很大程度上取决于（　　）。

    A. 空心阴极灯　　　　　　　B. 火焰

    C. 原子化系统　　　　　　　D. 分光系统

    E. 检测器

4）塞曼效应法是用来消除（　　）。

    A. 化学干扰　　　　　　　　B. 物理干扰

    C. 电离干扰　　　　　　　　D. 背景吸收干扰射光

    E. 基质干扰

5）与火焰原子吸收法相比，石墨炉原子吸收法的特点有（　　）。

    A. 灵敏度低但重现性好　　　B. 基体效应大但重现性好

    C. 样品量大但检出限低　　　D. 物理干扰少且原子化效率高

    E. 样品量小且灵敏度高

答案：

一、A0题型（单项选择题）

1.A，2.B，3.A，4.A，5.B，6.B，7.B，8.A，9.B，10.B

二、A1题型（单项选择题）

1.A，2.E，3.B，4.D，5.D，6.A，7.E，8.B，9.E，10.A

三、A2题型（单项选择题）

1.B，2.E，3.C，4.A，5.B，6.A，7.D，8.B，9.D，10.E

四、A3题型（单项选择题）

1-1）E，1-2）C，2-1）C，2-2）B，3-1）E，3-2）E，4-1）D，4-2）E，

5-1）D，5-2）C，6-1）A，6-2）B，7-1）A，7-2）C，8-1）A，8-2）C，9-1）E，9-2）C，10-1）C，10-2）A

五、A4题型（单项选择题）

1-1）B，1-2）B，1-3）A，1-4）B，2-1）C，2-2）D，2-3）D，2-4）D，3-1）C，3-2）B，3-3）A，3-4）B，4-1）A，4-2）B，4-3）E，4-4）C，5-1）E，5-2）D，5-3）C，5-4）A

六、B题型（单项选择题）

1-1）A，1-2）C，1-3）C，2-1）A，2-2）B，2-3）B，3-1）E，3-2）B，3-3）A

七、C题型（多项选择题）

1.ABC，2.ABDE，3.AD，4.ACDE，5.ABCDE，6.ABC，7.BCD，8.ACDE，9.ABC，10.BD

八、D题型（不定项选择题）

1-1）A，1-2）C，1-3）C，1-4）E，1-5）B，2-1）A，2-2）C，2-3）C，2-4）D，2-5）DE

第五章　工作场所空气中有机化合物分析技术

第一节　样品预处理及分析方法

一、样品预处理

采集工作场所空气中的有机化合物，通常以滤料、吸收液、固体吸附剂管为采样介质，其中以固体吸附剂管应用最为广泛。

滤料采集有机物样品时，一般使用超细玻璃纤维滤纸作为滤料，如气溶胶状态的对硝基氯苯、硝基甲苯等，常用洗脱法处理样品。洗脱液为极性或非极性有机溶剂。吸收液采集有机物时，除个别项目外，如甲苯二异氰酸酯（TDI）和二苯基甲烷二异氰酸酯（MDI）需要进行溶剂萃取外，样品通常可以直接用于测定，不必做预处理。

固体吸附剂管采集有机化合物样品时，常用的处理方法是解吸法，解吸法又分为溶剂解吸法和热解吸法。

1. 溶剂解吸法

溶剂解吸法是将采样后的固体吸附剂放入溶剂解吸瓶内，加入一定量的解吸液，密封溶剂解吸瓶，解吸一定时间，大量的解吸液分子将吸附在固体吸附剂上的待测物置换出来并进入解吸液中，解吸液供测定。为了加快解吸速度和提高解吸效率，可以振摇解吸瓶，或用超声波帮助解吸。

解吸液的选择：根据待测物及其所使用的固体吸附剂的性质来选择极性或者非极性解吸液。非极性固体吸附剂，如活性炭管，对于非极性化合物的吸附能力强，解吸时大多用二硫化碳作为解吸液。极性固体吸附剂，如硅胶管，对于极性化合物的吸附能力强，解吸时用水或醇类等极性化合物作为解吸液。

选择解吸液时可以采用单相解吸液或多相解吸液，由所采化学物质在不同溶剂中的溶解特性决定。单相解吸液是指用一种溶剂作解吸液，如用二硫化碳解吸活性炭上吸附的苯、甲苯，用丙酮解吸硅胶管上的乙酸。职业卫生检测中有机物的解吸液大多数都是单相解吸液。多相解吸液是指用两种或两种以上溶剂混合作为解吸液。分以下两种情况：

（1）两种溶剂可以互溶，解吸后得到的是单一样品溶液，测定时得到一个浓度值。

（2）对于相互不溶的混合液，解吸后，待测物分别在两种溶剂中，测定时，必须分别测定两种溶剂中的待测物，得到两个值，测定结果是两个浓度值之和。

溶剂解吸法的优点：适用范围广；采用合适的解吸剂，通常可得到满意的解吸效率和准确精密的测定结果；操作简单，无需特殊仪器；所得解吸液样品可作多次测定。

溶剂解吸法的缺点：解吸液选择不当，可能对测定产生影响；有的解吸液毒性较大；溶剂解吸法因使用的解吸溶剂量较大，一般 $\geqslant 1$ mL，而用气相色谱法测定时，进样体积仅为 $1 \sim 2$ μL，仅是解吸液样品总量的1/1000~2/1000，影响了测定方法的灵敏度。

2.热解吸法

热解吸法是将热解吸型固体吸附剂管放在专用的热解吸器中，在一定温度下进行解吸，然后通入氮气等化学惰性气体作为载气，将解吸出来的待测物直接通入分析仪器（如气相色谱仪）进行测定，或先收集在容器（如100 mL注射器）中，然后取出一定体积样品气进行测定。

热解吸法使用的热解吸型固体吸附剂，只装有一段固体吸附剂，采样时必须注意防止发生穿透。只有在测定后，测得的固体吸附剂上的待测物不超过穿透容量时，测定结果才是准确和可用的。在进行热解吸操作时，应将固体吸附剂管的采样进气端安装在热解吸器的出气口，这样有利于解吸。

3.解吸效率影响因素

1）溶剂解吸影响因素

（1）解吸液的性质和用量：溶剂解吸法通常是通过物理作用将待测物从固体吸附剂上解吸下来。物理解吸主要与固体吸附剂、待测物和解吸液的极性有关。增加解吸液的用量，通常可以提高解吸效率，但可能降低测定的灵敏度。

（2）解吸时间和解吸方式：随着解吸时间的增加，解吸效率提高，一定的解吸时间后，达到稳定的解吸效率。可以采取加热、振摇或超声等方法加快解吸和提高解吸效率。

2）热解吸影响因素

（1）解吸温度和解吸时间：解吸温度和时间是主要影响因素，要根据待测物的性质，通过实验选择最佳的解吸温度和加热的时间，以获得高而稳定的解吸效率。

（2）载气流量和通气时间：热解吸过程需要一定的准确和稳定的载气流量和通气时间，才能保证解吸效率高而稳定。

（3）热解吸器：热解吸器的性能和质量是确保解吸温度、时间、载气流量准确和稳定的关键，是确保解吸效率高且稳定的关键，也是确保测定结果准确度和精密度的关键。

二、分析技术

1.气相色谱法

以气体为流动相的色谱法叫气相色谱法（GC），它利用物质的沸点、极性及吸附性质的差异来实现混合物的分离。气相色谱法是职业卫生实验室最常用的有机化合物检测技术。

1）气相色谱法分类

固定相为固体吸附剂的叫气固色谱。气固色谱属于吸附色谱，它是利用吸附剂表面对不同组分吸附性能差异进行分离。

固定相为液体（涂在固体担体上或毛细管壁上）的叫气液色谱。气液色谱属于分配色谱，它是利用不同组分在两相中分配系数不同进行分离。

2）气相色谱法的特点

分离效能高，选择性高，样品用量少，灵敏度高，应用范围广，分析操作简便、分析快速。没有待测物的纯品或相应的色谱定性数据作对照时，不能给出定性结果，需要与质谱连用才能达到定性目的。不适用于沸点高于450 ℃的难挥发物质和热稳定性差的物质分析。

3）气相色谱仪的组成

气相色谱仪基本结构通常由气路系统、进样系统、分离系统、温控系统、检测系统、数据处理系统等组成。

气路系统：载气，要求化学惰性，不与有关物质反应，并与所用的检测器相配。常见的有氮气、氦气、氩气等，气体纯度要求99.99%以上。气体净化装置，根据检测器或色谱柱要求，载气中应除去水蒸气、碳氢化合物、氧气等杂质。气流控制装置，气相色谱用气储存于高压气瓶中，需用减压阀将气体压力降至合适范围。

进样系统（进样器）：常用的进样器有阀进样器与微量注射器两种。气化室，将样品气化成气体的装置，其温度根据待测物的沸点来设定。

分离系统：分离系统是色谱分析的心脏部分，由色谱柱组成。色谱柱主要有两类：填充柱和毛细管柱。

温控系统：控制温度主要是对柱箱、气化室、检测室的温度控制。

检测系统（检测器）：常见的检测器有氢焰离子化检测器（FID）、热导检测器（TCD）、电子捕获检测器（ECD）、火焰光度检测器（FPD）、氮磷检测器（NPD）。

4）分离条件的选择

（1）载气及其流速：载气的流速不仅对色谱柱分离效率有重大影响，并且还决定分析所需要的时间。流速快，分析时间短；流速慢，分析时间增长。检测时，一般都有一个最佳流速，可以使柱子的分离效果最好。在实际工作中为了加快分析速度，选择的流速往往稍高于最佳流速，但不影响分离。选择载气种类应考虑检测器的要求。如氢火焰离子化检测器常选用氮气为载气，热导检测器一般要选择热导系数大的氢气和氦气为载气。

（2）柱温：首先要考虑到每种固定液都有一定的温度范围。柱温不能高于固定液的最高使用温度，否则固定液因挥发而流失。柱温升高，柱效升高，但是如果柱温过高，便会影响柱子的分离度。在气相色谱分析中，从分离的角度出发，宜采用低柱温。但柱温太低，会使峰形变宽、柱效下降、并延长了分析时间。柱温一般选择在接近或略低于组分平均沸点时的温度。对于组分复杂、沸程宽的试样，采用程序升温的方法，使低沸点和高沸点组分都能达到良好的分离。

（3）色谱柱：根据相似相溶原理选择固定相，非极性组分一般选用非极性固定液，中等极性组分选用中等极性固定液，极性组分选用极性固定液，能形成氢键的组分选择氢键型固定液。低沸点组分选择液膜较厚的固定液，而高沸点组分则选择液膜较薄的固定液。另外，加大色谱柱柱长对分离有利，但将使各组分的保留时间增加，分析时间延长。柱子过长，分析时间增加且峰宽也会增加，导致总分离效能下降，因此柱长要选择刚好使各组分得到有效分离为宜。毛细管柱常用柱长为30 m和60 m。

（4）进样条件：进样速度必须快，一般用注射器或进样阀进样时，进样时间都在1 s以内，若进样时间过长，试样原始宽度变大，致使峰变形。气化温度要保证样品瞬间汽化，一般选择的汽化温度比柱温高30~70 ℃。进样量应该控制在柱容量允许范围及检测器线性检测范围内，一般液体样品进样量为1 μL，气体样品进样量为1 mL。

5）定性分析

（1）用已知纯物质定性。

保留时间定性：这是气相色谱定性分析中最方便的方法。这个方法基于在一定操作条件下，各组分的保留时间是一定值的原理。将已知纯物质在相同的色谱条件下的保留时间与未知物的保留时间进行比较，就可以定性鉴定未知物。若二者相同，则未知物可能是已知的纯物质；若不同，则未知物就不是该纯物质。

峰高增加法定性：首先作出未知样品的色谱图，然后在未知样品加入某已知物，又得到一个色谱图。峰高增加的组分即可能为这种已知物。

不同色谱柱定性：两个不同极性的单柱，在相同气流、柱温，同时进样，看出峰的保留时间的变化。如果是不同的物质，保留时间的变化应该是不同的。

不同检测器定性分析：同一样品可以采用多种检测方法检测，如果待测组分和标准物在不同的检测器上有相同的响应行为，则可初步判断两者是同一种物质。

（2）与其他仪器联用定性。

将具有定性能力的分析仪器如质谱（MS）、红外（IR）、原子吸收光谱（AAS）、原子发射光谱（AES 和 ICP–MS）等仪器作为色谱仪的检测器即可获得比较准确的定性信息。

6）定量分析

（1）归一化法。归一化法简便准确；进样量的准确性和操作条件的变动对测定结果的影响不大，仅适用试样中全部组分全出峰的情况。

（2）外标法。外标法亦称标准曲线法。外标法不使用校正因子，准确性较高；操作条件变化对结果准确性影响较大；对进样量的准确性控制要求较高，适用于大批量试样的快速分析。

（3）内标法。内标物要求满足以下要求：试样中不含有该物质，与被测组分性质比较接近，不与试样发生化学反应，出峰位置应位于被测组分附近，且无组分影响。

2.液相色谱法

1）基本原理及特点

分离原理与气相色谱法类似，都是根据不同组分在两相间的分配系数不同进行分离。液相色谱法具有分离效能高、选择性好、分析速度快、灵敏度高、重复性好、应用范围广等优点，同时也具备比较明显的缺点，例如有机试剂成本高，毒性大易引起环境污染，缺少通用型检测器，不能替代中低压柱色谱法等。

2）分类

根据固定相的不同，液相色谱分为液固色谱、液液色谱和键合相色谱。根据固定相的形式，液相色谱法可以分为柱色谱法、纸色谱法及薄层色谱法。按吸附力可分为吸附色谱、分配色谱、离子交换色谱、体积排阻色谱和亲和色谱。

3）高效液相色谱仪的组成

高效液相色谱仪由高压输液系统、进样系统、分离系统、检测系统和色谱数据处理系统五个基本部分和相关辅助部件构成。

（1）高压输液系统。包括储液罐、高压输液泵、输液系统辅助装置、梯度洗脱装置等组件。储液罐一般采用耐腐蚀的玻璃瓶或聚四氟乙烯瓶，容量为1~2 L。高压输液泵是高效液相色谱仪中的关键部件之一，提供高压，能在高压下连续工作，需耐腐蚀，适用于各种有机溶剂、水和缓冲液，密封性好，泵体易于清洗和维修。输液系统辅助装置，包括溶剂过滤器和脱气装置，主要用于去除机械杂质和固体颗粒，以及除掉溶解于流动相中的各类气体。梯度洗脱装置主要用于实现流动相的梯度洗脱。

（2）进样系统。进样方式有隔膜式注射进样器进样、高压进样阀进样和自动进样装置。

（3）分离系统。包括色谱柱、恒温器、连接管。色谱柱材料有玻璃、不锈钢、铝、铜及内衬光滑的聚合材料的其他金属，一般色谱柱长5~40 cm，内径为1~6 mm。柱填料是涂有固定液的担体。分离柱前有一个前置柱用于保护色谱柱。恒温器用于柱温控制。连接管主要用于连接柱出口和入口，死体积越小越好，一般常用窄孔（内径0.13 mm）的厚壁（1.5~2.0 mm）不锈钢管，以减少柱外死体积。

（4）检测系统（检测器）。高效液相色谱的检测器很多，常用的包括紫外、荧光、折光等检测器。其中紫外检测器使用最广泛。紫外检测器，可分固定波长、可变波长和二极管阵列检测器，约有80%的样品可使用这种检测器，灵敏度高，线性范围宽，对温度和流速不敏感，不破坏样品。示差折光检测器，除紫外检测器外使用最多的检测器，凡是具有与流动相折射率不同的组分均可使用。荧光检测器，适用于本身具有荧光的物质或无荧光但可以衍生化成具有荧光的物质。灵敏度非常高，适用于痕量分析。

4）分离分析条件的选择

（1）分离模式的选择。分离模式包括吸附色谱法、分配色谱法、键合相色谱法、离子色谱法、体积排阻色谱法、亲和色谱法等。职业卫生检测中普遍以C18色谱柱为分离柱，采用反相键合相色谱分离。

（2）固定相的选择。

表面多孔型固定相，基体是实心玻璃珠，在玻璃球外面覆盖一层多孔活性材料，如硅胶、氧化铝、离子交换剂、分子筛、聚酰胺等。多孔层厚度小、孔浅，相对死体积小，出峰迅速，柱效亦高；颗粒较大，渗透性好，装柱容易，梯度淋洗时能迅速达平衡，较适合做常规分析。由于多孔层厚度薄，最大允许量受限制。

全多孔型固定相，由直径为纳米级硅胶微粒或氧化铝微粒凝聚而成。颗粒很细（5~10 μm），传质速率快，易实现高效、高速。特别适合复杂混合物分离及痕量分析。

化学键合固定相，将有机官能团通过化学反应共价键合到硅胶表面的游离羟基上而形成的固定相称为化学键合相。稳定性好，寿命长，耐溶剂冲洗，传质快，并且可以通过改变键合相有机官能团的类型来改变分离的选择性，有利于梯度洗脱。

（3）流动相的选择。

流动相溶剂要求化学稳定性好，要与检测器匹配，不能影响试样的检测，对于待测样品，需具有合适的极性、好的选择性以及适当的溶解度。另外，试剂纯度要高，不纯的溶剂会引起基线不稳，或产生"伪峰"；黏度要适中，高黏度溶剂，会增高压力，不利于分离，黏度过低容易在色谱柱或检测器内形成气泡，影响分离。

流动相选择往往根据试样的极性来选择。极性大的试样用极性较强的流动相，极性小的则用低极性流动相。为了获得合适的溶剂极性，常采用两种、三种或更多种不同极性的溶剂混合起来用。化学键合色谱所用流动相的极性必须与固定相显著不同，根据流动相和固定相的相对极性不同分为正相键合相色谱法和反相键合相色谱法。正相键合相色谱法，流动相极性明显小于固定相极性。常用非极性或弱极性有机溶剂，如烃类溶剂，或加入一定量的极性溶剂（如氯仿、醇、乙腈等），以调节流动相的洗脱强度，通常用于分离中等以上极性化合物。反相键合相色谱法，流动相极性大于固定相极性。流动相多以水或无机盐缓冲液为主体，再加入一种能与水相互溶的有机溶剂（如甲醇、乙腈等）为调节，根据分离需要，改变洗脱溶剂的组成及含量，以调节极性和洗脱能力。在反相键合相色谱中，极性大的组分先流出，极性小的组分后流出。反相键合相色谱法应用范围最广。

第二节　例题解析

例题1：

进行已知成分的有机混合物的定量分析，宜采用（　　）。

A.极谱法 　　　　　　　　　　B.色谱

C.红外光谱法 　　　　　　　　D.紫外光谱法

E.核磁共振法

解析： B。绝大部分有机混合物的定量分析首选色谱法，包括气相色谱和液相色谱法。

例题2：

用固体吸附剂管采样，被认为是"穿透"了的采样程度是（　　）。

A. 从采样管流出气发现被采集物

B. 采样管流出气中的浓度是流入气中浓度的5%

C. 采样管流出气中的浓度是流入气中浓度的10%

D. 采样管流出气中的浓度是流入气中浓度的15%

E. 采样管流出气中的浓度是流入气中浓度的20%

解析：B。吸附剂管采样量是有限的，空气抽入吸附剂管，被采物首先吸附在吸附管入口处的吸附剂表面上，吸附平衡后，逐渐向出口处推进，最终出现漏出，所以采样体积以不出现漏出为限。当采样管流出气的浓度是流入气的5%时，认为开始出现漏出，此时的采样体积称为穿透体积。

例题3：

在高效液相色谱法中，常用的检测器是（　　）。

A. 紫外光检测器　　　　　　B. 红外线检测器

C. 荧光检测器　　　　　　　D. 示差折光检测器

E. 电化学检测器

解析：A。大多数有机物都有紫外吸收，因此紫外光检测器属于标准配置。

例题4：

气相色谱分析，内标法定量中，选择的内标物时要求（　　）。

A. 内标物是易挥发的　　　　B. 内标物在样品中是不存在的

C. 内标物在检测器中灵敏度高　　D. 内标物的峰与被定量的峰相近

E. 内标物在溶剂中溶解度大

解析：B。内标物要求：与样品互溶、与待测物色谱峰位置相近，加入量与待测物接近、样品中是不存在的。

例题5：

气相色谱的缺点是（　　）。

A.灵敏度不高　　　　　B.选择性较差

C.分离效能不高　　　　D.分析速度较慢

E.不能直接定性

解析：E。色谱法定性需要标准物质确定保留时间。

例题6：

在高效液相色谱法中，反相色谱法的固定相和流动相分别是（　　）。

A.固定相为极性，流动相为极性

B.固定相为极性，流动相为非极性

C.固定相为非极性，流动相为极性

D.固定相为非极性，流动相为非极性

E.固定相为键合型离子交换树脂，流动相为极性

解析：C。反相色谱法是较为常用的高效液相色谱法，通常采用非极性的C18等固定相，流动相采用极性试剂。

第三节　重点练习

一、A0题型（单项选择题）

1. 两个组分的分配系数完全相同时，气相色谱也能将它们分开。（　　）

　　A.对　　　　　　　　B.错

2. 在液相色谱分析过程中改变流动相的化学成分称为梯度洗脱。（　　）

　　A.对　　　　　　　　B.错

3. 气质联用仪得到的总离子流图类似于色谱图。（　　）

　　A.对　　　　　　　　B.错

4. 新色谱柱老化的目的是赶走残余溶剂，低沸点杂质以及低分子量的固定液。（　　）

A. 对　　　　　　B. 错

5. 死体积是由进样器至检测器的流路中被流动相占有的空间。（　　）

　　A. 对　　　　　　B. 错

6. 活性炭属于非极性吸附剂，吸附非极性和弱极性的有机气体和蒸气，吸附容量大，吸附力强。（　　）

　　A. 对　　　　　　B. 错

7. 色谱法包括气相色谱、高效液相色谱和离子色谱等的检出限是在最佳测试条件下，以3倍噪声所对应的待测物浓度或含量值。（　　）

　　A. 对　　　　　　B. 错

8. 苯、甲苯、二甲苯通常使用的样品为硅胶管。（　　）

　　A. 对　　　　　　B. 错

9. 气相色谱法色谱柱的温度控制方式有恒温和程序升温两种。（　　）

　　A. 对　　　　　　B. 错

10. 洗脱效率指能够被洗脱液洗脱下来的待测物量占空气中待测物总量的百分比。（　　）

　　A. 对　　　　　　B. 错

11. 气相色谱法中，对具有电负性的物质，使用火焰光度检测器。（　　）

　　A. 对　　　　　　B. 错

12. 气相色谱法应用广泛，但不适用于难挥发物质的分析测定。（　　）

　　A. 对　　　　　　B. 错

13. 色谱法的测定下限是以10倍噪声所对应的待测物浓度或含量。（　　）

　　A. 对　　　　　　B. 错

14. 洗脱法的评价指标为洗脱效率，表示洗脱方法的能力，指能从滤料上洗脱下来待测物量占滤料上阻留的待测物总量的百分比，一般要求洗脱效率不应小于95%。（　　）

　　A. 对　　　　　　B. 错

15. 在进行热解吸操作时，应将固体吸附剂管的采样出气口端安装在热解吸

器的出气口。（　　）

 A. 对   B. 错

16. 气相色谱法需要待测物的纯品或者相应的色谱定性数据做对照。（　　）

 A. 对   B. 错

17. 影响解吸效率的主要因素有解吸速度和解吸时间。（　　）

 A. 对   B. 错

18. 每一批固体吸附剂管在使用前应做解吸效率试验，以检测其解吸效率是否满足检测要求，并用于校正测定结果。（　　）

 A. 对   B. 错

19. 活性炭属于非极性吸附剂。（　　）

 A. 对   B. 错

20. 某家具厂喷漆岗位进行职业病危害因素检测，该岗位工人每天工作 8 h，每周工作 5 d。对该岗位同时进行苯的 TWA 和 STE 的采样检测（苯的 PC–TWA 为 3 mg/m^3，PC–STEL 为 6 mg/m^3），现场检测结果 C_{TWA} 为 5.3 mg/m^3，C_{STE} 为 4.9 mg/m^3。结果判定本次喷漆岗位苯的检测结果合格。（　　）

 A. 对   B. 错

二、A1题型（单项选择题）

1. 下列物质可用电子捕获检测器检测的为（　　）。

 A. 氰戊菊酯   B. 对硫磷

 C. 安赛蜜   D. 敌百虫

 E. 呋喃丹

2. 高效液相色谱分析用标准溶液的配制一般使用（　　）。

 A. 国标规定的一级、二级去离子水

 B. 国标规定的三级水

 C. 不含有机物的蒸馏水

 D. 无铅（无重金属）水

E.普通自来水

3.（　）是高效液相色谱仪的通用检测器。

　　A.紫外检测器　　　　　　　　B.荧光检测器

　　C.安培检测器　　　　　　　　D.蒸发光散射检测器

　　E.以上都不是

4.空气中甲醇采集使用的固体吸附剂为（　）。

　　A.活性炭　　　　　　　　　　B.硅胶

　　C.401有机担体　　　　　　　D.GDX501

　　E.GDX502

5.两组分能在分配色谱柱上分离的原因为（　）。

　　A.结构、极性上有差异、在固定液中的溶解度不同

　　B.分子量不同

　　C.相对较正因子不等

　　D.沸点不同

　　E.熔点不同

6.洗脱法的评价指标是洗脱率，一般要求不小于（　）。

　　A.75%　　　　　　　　　　　B.80%

　　C.85%　　　　　　　　　　　D.90%

　　E.95%

7.衡量色谱柱柱效的指标是（　）。

　　A.分离度　　　　　　　　　　B.容量因子

　　C.相对保留值　　　　　　　　D.分配系数

　　E.理论塔板数

8.在液相色谱分析中，提高色谱柱柱效的最有效的途径是（　）。

　　A.减小填料粒度　　　　　　　B.适当升高柱温

　　C.降低流动相的流速　　　　　D.降低流动相的黏度

　　E.以上都不对

9. 色谱分析中通常可通过下列（　　）方式来提高理论踏板数。

    A.加长色谱柱　　　　　　　　　B.加快流速

    C.增大色谱柱的直径　　　　　　D.增大进样量

    E.升高柱温

10. 在气相色谱分析中，色谱峰特性与被测物含量成正比的是（　　）。

    A.保留时间　　　　　　　　　　B.保留体积

    C.相对保留值　　　　　　　　　D.峰面积

    E.半峰宽

11. 下列（　　）是溶剂解吸法的优点。

    A.解吸液选择不当，可能对测定产生影响

    B.解吸液有一定毒性

    C.操作复杂，需特殊仪器

    D.所得解吸液样品可以多次测定

    E.溶剂污染环境

12. 解吸效率是指被解吸下来的待测物量占固体吸附剂上吸附的待测物总量的百分比。我国有关规范要求固体吸附管解吸率最好不低于（　　），最低不得低于（　　）。（　　）

    A.95%、80%　　　　　　　　　B.90%、85%

    C.95%、70%　　　　　　　　　D.90%、75%

    E.90%、70%

13. 气相色谱法（GC）以气体为流动相的色谱法，它利用物质的沸点、极性及吸附性质的差异来实现混合物的分离。不适用于沸点高于（　　）℃的难挥发物质和热稳定性差的物质分析。

    A.250　　　　　　　　　　　　B.300

    C.350　　　　　　　　　　　　D.400

    E.450

14. 在测定解吸效率时，取18支固体吸附管，分为3组，每组6支，分别加入

3个剂量的待测物，加入量一般为在1/2、1倍、2倍容许浓度下检测方法规定的采样体积所采集的量。加入待测物若是标准溶液，则加入溶液的体积应不大于（　　）。

A.10μL

B.20μL

C.50μL

D.100μL

E.200μL

15. 工作场所空气中有机氯农药化合物的测定气相色谱法分析适合用（　　）检测器。

A.FID

B.ECD

C.NPD

D.TCD

E.FPD

16. 气相色谱仪常用检测器是浓度型检测器的是（　　）。

A.FID

B.ECD

C.NPD

D.FPD

E. 紫外

17. 工作场所空气中2-丁氧基乙醇的测定方法中样品预处理应选择（　　）进行解吸。

A. 水

B. 水＋二硫化碳

C. 二硫化碳

D. 甲醇

E. 水＋乙醇

18. 气相色谱检测器的"线性范围"是（　　）。

A.标准曲线呈直线部分的范围

B.检测器呈线性时，最大和最小进样量之比

C.最小进样量和最大进样量之比

D.最大允许进样量与最小检测量之比

E.最大检测量与最小检测量之比

19. 用气相色谱法分析样品时，混合物能否被很好分离主要取决于（　　）。

A.载气系统　　　　　　　　　B.进样系统

C.色谱柱　　　　　　　　　　D.检测器

E.进样量

20. 分离有机胺时，最好选用的气相色谱柱固定液为（　　）。

A.非极性固定液　　　　　　　B.高沸点固定液

C.混合固定液　　　　　　　　D.氢键型固定液

E.中等极性固定液

21. 用活性炭管采样，二硫化碳解吸。用气相色谱法测定时对二硫化碳的要求为（　　）。

A.分析纯　　　　　　　　　　B.色谱纯

C.化学纯　　　　　　　　　　D.工业级

E.农残级

三、A2题型（单项选择题）

1. 已知A气体含量为80%时，其峰高为100 mm，现进一等体积待测样品，得到峰高为70 mm，使用单点校正法可知该样品中A气体的体积百分含量是（　　）。

A.0.7　　　　　　　　　　　　B.0.8

C.0.56　　　　　　　　　　　D.0.412

E.0.3

2. 固体吸附剂管的解吸效率试验：在3组各6支固体吸附剂管中分别加入相当于测定方法规定采样体积的1/2、1倍、（　　）倍职业接触限值的标准溶液或标准气，密封过夜后解吸并测定各管的量。

A.1.5　　　　　　　　　　　　B.2

C.2.5　　　　　　　　　　　　D.3

E.5

3. 做甲苯解吸效率的实验，其中一支活性炭管加入5 μL浓度为100 μg/mL的甲苯标准溶液，用 1 mL 二硫化碳解吸后测得甲苯的浓度为 0.46 μg/mL，该支活性炭管的解吸效率为（　　）。

A.108.7%　　　　　　　　　　B.92%

C.8%　　　　　　　　　　　　D.92.5%

E.46%

4. 穿透容量是指通过采样介质的空气中待测物量达到原空气中待测物量的（　　）时，采样介质所吸附的待测物的量。

A.3%　　　　　　　　　　　　B.5%

C.7%　　　　　　　　　　　　D.10%

E.15%

5. GC 仪器中质量型检测器，如氢火焰离子化和火焰光度检测器的响应值正比于（　　）。

A. 单位时间进入检测器的质量

B. 载气中组分的浓度

C. 固定相中组分的质量

D. 单位时间进入检测器的浓度

E. 以上都不是

6. 氢火焰离子化检测器通常使用的氮气–氢气–空气的流量比例是（　　）。

A.3:30:300　　　　　　　　　B.30:30:30

C.3:30:100　　　　　　　　　D.30:30:300

E.10:30:300

7. 某制药厂工人接触丙酮的情况为：160 mg/m^3，接触 3 h；120 mg/m^3，接触 3 h；180 mg/m^3，接触 2 h。该工人一个工作日内接触丙酮的时间加权平均浓度为（　　）。

A.120 mg/m^3　　　　　　B.180 mg/m^3

C.153 mg/m^3　　　　　　D.150 mg/m^3

E.160 mg/m^3

8. 某企业工人接触氯乙酸的情况为：1.5 mg/m³，接触2 h；1.1 mg/m³，接触3 h；1.4 mg/m³，接触2 h。该工人一个工作日内接触氯乙酸的MAC为（　　）。

A.1.5 mg/m³

B.1.1 mg/m³

C.1.4 mg/m³

D.2 mg/m³

E.1.14 mg/m³

9. 在工作场所空气毒物检测进行样品稳定性试验中，试验样品中待测试物的含量在当天、第3天、第5天、第7天的下降率分别为1.5%、5.7%、9.9%、13.4%，该样品的稳定时间为（　　）d。

A.1

B.2

C. 3

D. 5

E. 7

10. 配制准确的标准溶液和标准气是制备优良的标准曲线或工作曲线的保证。应优先依次使用国家认可的标准物质、标准溶液、标准品、色谱纯或优级纯化学物质，并在其有效期内。若没有此类化学物质，则可以使用纯度≥（　　）%的化学物质，或通过标定确定含量的标准溶液，而且不含影响测定的杂质。

A.90

B.95

C.97

D.98

E.99

11. GBZ/T 210.4推荐固体吸附剂解吸效率是指能够被解吸下来的待测物量占固体吸附剂管中待测物总量的百分比，一般情况下平均解吸效率应不得低于（　　）%。

A.70

B.75

C.80

D.85

E.90

12. 在仪器分析时动态配气对稀释气的要求是（　　）。

A.清洁、温度高

B.清洁、干燥

C.清洁、有一定湿度 D.温度高、湿度低

E.温度和湿度都高

13. 在气相色谱法中，死时间为0.5 min，某组分的保留时间为3.7 min，其调整保留时间为（　　）。

A.0.5 min B.4.2 min

C.3.7 min D.3.0 min

E.3.2 min

14. 用气相色谱法定量分析多组分样品时，分离度至少为（　　）。

A.0.5 B.0.75

C.1 D.1.5

E.>1.5

四、A3题型（单项选择题）

1. 以100 mL/min的流量，用溶剂解吸型活性炭管采集20 μg/ L苯标准气7 min时，活性炭管后段测定值为0.7 μg苯。用溶剂解吸型活性炭管采集某工作场所空气中苯a、b两个样品，其前段测定值a样为11.5 μg苯，b样为13.5 μg苯。

1）苯的击穿容量为（　　）。

A.20 μg B.14 μg

C.13.3 μg D.13.5 μg

E.11.5 μg

2）a、b两个样品是否要检测后段?（　　）。

A.a需要，b不需要 B.a不需要，b需要

C.两个都不需要 D.两个都需要

E.无法判断

2. 采用正己烷的溶剂解吸－气相色谱法分析作业场所空气中正己烷的浓度。已知工人工作时间为8 h，有害物质接触浓度稳定，在3 ℃，103.5 kPa条

件下，以50 mL/min进行6 h的个体采样。采集活性炭管前段经1 mL二硫化碳解吸后进样，解吸液检出浓度超过标准曲线范围，稀释5倍后重新进样检测，解吸液中正己烷浓度为500 μg/mL，测得正己烷解吸效率为96.7%，100 mg活性炭的穿透容量为己烷91 mg，样品空白可不考虑。

1）标态采样体积为（　　）。

A.18 L
B.19.5 L

C.20.5 L
D.21.5 L

E.18.5 L

2）工人对正己烷接触的C_{TWA}值为（　　）。

A.99.7 mg/m³
B.99.8 mg/m³

C.143.6 mg/m³
D.133 mg/m³

E.135 mg/m³

3. 电子捕获检测器只对具有电负性的物质有响应，物质的电负性越强，检测器的灵敏度越高。

1）电子捕获检测器的灵敏度可以达到（　　）。

A.10^{-9}
B.10^{-15}

C.10^{-12}
D.10^{-6}

E.10^{-14}

2）下列物质中，可以用电子捕获检测器检测的是（　　）。

A.甲基对硫磷
B.苯

C.甲醇
D.倍硫磷

E.六六六

4. 空气中的蒸气态甲醇用固体吸附管采集，经解吸后进样，经气相色谱柱分离，氢焰离子化检测器检测，以保留时间定性、峰高或峰面积定量。

1）采集甲醇常用的吸附管为（　　）。

A.活性炭管
B.GDX501管

C.硅胶管
D.401有机担体管

E.碱性硅胶管

2）解吸液为（ ）。

A.二硫化碳　　　　　　　　B.乙醇

C.1%异丙醇的二硫化碳溶液　　D.水

E.丙酮

5. 样品中某些组分因其含某种性质，进行色谱分析有困难，若经适当处理，生成衍生物后，使原来不能测定的物质变得能用气相色谱法测定。

1）某种物质是指（ ）的物质。

A.简单　　　　　　　　　　B.极性小

C.挥发度大　　　　　　　　D.极性小，挥发度大

E.极性大，挥发度小

2）衍生化的目的是（ ）。

A.降低极性，增大挥发性　　B.增强极性，减小挥发性

C.增大挥发性　　　　　　　D.减小挥发性

E.增大极性

6. 某汽车维修厂，调漆岗位进行职业病危害因素检测，油漆的MSDS中主要有害成分为甲苯、乙酸乙酯、乙酸丁酯。

1）检测采样使用的吸收管为（ ）。

A.普通硅胶管　　　　　　　B.浸渍硅胶管

C.碱性硅胶管　　　　　　　D.溶剂解吸活性炭管

E.热解吸活性炭管

2）该岗位的样品实验室检测最常用的检测方法为（ ）。

A.称重法　　　　　　　　　B.分光光度法

C.原子吸收分光光度法　　　D.气相色谱法

E.离子色谱法

7. 在检测苯系物过程中，为保证检测数据的准确性通常采用加标回收、测定权威机构给定准确量值的标准物质或质控样。

1）进行加标回收时以下说法错误的是（　　）。

　　A.加标量应尽量与样品中待测物相近

　　B.任何情况下加标量均不得大于待测物含量的3倍

　　C.加标后的测定值不应超出方法的测定上限的90%

　　D.当样品中待测物浓度高于校准曲线的中间浓度时，加标量应控制在待测物浓度的半量

　　E.当样品中待测物含量接近方法检出限时，加标量应控制在校准曲线的中间浓度范围

2）若测得的质控样的浓度超出曲线范围，为确保检测数据的准确性，通常不采用（　　）。

　　A.对样品进行稀释　　　　　　B.扩大曲线范围

　　C.减少取样量　　　　　　　　D.增加取样量

　　E.减少进样量

8. 工作场所中有机化合物样品通常采用固体吸附剂法进行收集，对于固体吸附剂管样品的预处理一般采用解吸法，包括溶剂解吸法和热解吸法。

1）不属于影响溶剂解吸法解吸效率的是（　　）。

　　A.解吸液的性质　　　　　　　B.解吸液的用量

　　C.解吸温度　　　　　　　　　D.固体吸附剂的性质

　　E.解吸时间

2）不属于影响热解吸法解吸效率的是（　　）。

　　A.固体吸附剂的性质　　　　　B.解吸温度

　　C.解吸时间　　　　　　　　　D.热解吸器的性能和质量

　　E.载气流量和通气时间

9. 空气中的苯采用活性炭管采集、二硫化碳解吸后进样，经色谱柱分离，氢焰离子化验测器检测，以保留时间定性、峰高或峰面积定量。

1）苯个体采样时，在采样点，打开活性炭管两端，佩戴在采样对象的前胸上部，尽量接近呼吸带，以（　　）mL/min流量采集2~8 h空气。

A.150　　　　　　　　　B.100

C.50　　　　　　　　　　D.30

2）将采过样的前后段活性炭分别放入溶剂解吸瓶中，各加入1.0 mL二硫化碳，塞进管塞，振摇1 min，解吸（　　）min。

A.15　　　　　　　　　　B.20

C.25　　　　　　　　　　D.30

五、A4题型（单项选择题）

1. 某职业卫生技术服务机构对一工作场所进行日常检测。通过调查发现现场存在蒸气态和气溶胶状态的硝基苯以及蒸气态的甲醇。

1）采集现场空气中的硝基苯用的介质为（　　）。

A.玻璃纤维滤纸和硅胶管串联　　B.活性炭管

C.硅胶管　　　　　　　　　　　D.玻璃纤维滤纸

E.活性炭管和硅胶串联

2）检测硝基苯用的检测器为（　　）。

A.FID　　　　　　　　　　B.ECD

C.NPD　　　　　　　　　　D.FPD

E.紫外

3）采集现场空气中的甲醇用的介质为（　　）。

A.玻璃纤维滤纸　　　　　　B.401有机担体管

C.活性炭管　　　　　　　　D.GDX501管

E.硅胶管

4）检测甲醇用的检测器为（　　）。

A.FID　　　　　　　　　　B.ECD

C.NPD　　　　　　　　　　D.FPD

E.紫外

2. 空气中的蒸气态和雾态马来酸酐用装有吸收液的多孔玻板吸收管采集，直接进样，经C18液相色谱柱分离，紫外检测器检测，以保留时间定性、峰高或峰面积定量。

1）吸收液为（　　）。

A.水   B.0.01%磷酸溶液

C.0.02%磷酸溶液   D.盐酸溶液

E.硝酸溶液

2）紫外检测器，测定波长为（　　）nm。

A.254   B.234

C.264   D.502

E.490

3）所用的流动相为（　　）。

A.水：甲醇（1:1）   B.0.1%磷酸溶液

C.0.02%磷酸溶液   D.0.01%磷酸溶液

E.水：甲醇（1:2）

4）定点采样流量为（　　）L/min。

A.0.5   B.1

C.2   D.3

E.3.5

3. 空气中挥发性有机化合物的蒸气用活性炭采集，解吸后，经气相色谱柱分离，质谱检测器检测，加入内标物，由保留时间和质谱图定性，定量离子的峰面积之比定量。

1）内标物是（　　）。

A.氟苯   B.联苯

C.氯苯   D.硝基甲苯

E.硝基苯

2）解吸液为（　　）。

A.甲醇   B.二硫化碳

C.1%异丙醇的二硫化碳溶液　　D.水

E.丙酮

3）离子源为（　）。

A.化学电离源　　　　　　　　B.电子喷雾电离化源

C.大气压化学电离源　　　　　D.大气压光离子化源

E.电子轰击电离源

4）甲苯的定量离子是（　）。

A.78　　　　　　　　　　　　B.112

C.91　　　　　　　　　　　　D.104

E.43

4. 工作场所中大部分有机化合物都是采用气相色谱仪进行检测。

1）用气相色谱法定量分析多组分样品时，分离度至少为（　）。

A.0.5　　　　　　　　　　　　B.0.75

C.1.0　　　　　　　　　　　　D.1.5

E.2.0

2）在气相色谱流出曲线上，两峰间距离决定于相应两组分在两相间的
（　）。

A.保留值　　　　　　　　　　B.分配系数

C.扩散速度　　　　　　　　　D.分配比

E.保留体积

3）在气相色谱分析中，色谱峰特性与被测物含量成正比的是（　）。

A.保留时间　　　　　　　　　B.保留体积

C.相对保留值　　　　　　　　D.峰面积

E.分配比

4）气相色谱检测器的"线性范围"是（　）。

A.标准曲线呈直线部分的范围

B.检测器呈线性时，最大和最小进样量之比

C.最低检测浓度和最低检出限之比

D.最大允许进样量与最小检测量之比

E.最低定量下限和最低定量浓度之比

六、B题型（不定项选择题）

1. 色谱分析中有很多不同的检测器，检测目标组分时要根据组分的性质选择相应的检测器。

1）气相色谱法测定苯系物时常用的检测器有（　　）。

2）高效液相色谱法测定硫酸二甲酯时常用的检测器有（　　）。

3）气相色谱法测定甲苯二异氰酸酯常用的检测器有（　　）。

　　A.氢火焰离子化检测器　　　　　　B.荧光检测器

　　C.火焰光度检测器　　　　　　　　D.紫外检测器

　　E.电子捕获检测器

2. 气相色谱中检测器是把载气里被分离的各组分的浓度或质量转换成电信号的装置。

1）检测器根据原理不同，可将其分为浓度型检测器和质量型检测器两种，以下属于质量型检测器的是（　　）。

2）工作场所空气中有机氯农药，如六六六测定时使用（　　）检测器。

3）对含硫、磷的有机化合物具有高选择性和高灵敏度的检测器是（　　）。

　　A.TCD　　　　　　　　　　　　　B.ECD

　　C.FID　　　　　　　　　　　　　D.FPD

　　E.PID

七、C题型（多项选择题）

1. 影响热解吸法解吸效率的因素有（　　）。

　　A.解吸温度　　　　　　　　　　　B.解吸时间

　　C.载气流量　　　　　　　　　　　D.通气时间

E.热解吸器的性能和质量

2. 气相色谱检测器包括（　　）。

  A.火焰离子化FID   B.紫外可见UV

  C.热导TCD   D.氮磷NPD

  E.电子捕获ECD

3. 在HPLC法中，为改变色谱柱选择性，可进行的操作有（　　）。

  A.改变流动相的种类和配比   B.改变固定相的种类

  C.改变填料粒度   D.改变色谱柱的长度

  E.改变柱温

4. 下列属于质量型检测器的有（　　）。

  A.TCD   B.FID

  C.NPD   D.FPD

  E.ECD

5. 穿透容量是指当通过固体吸附剂管的空气中待测物量达到原空气中待测物量的5%时，固体吸附剂所吸附的待测物量。以下选项中，属于影响穿透容量的因素有（　　）。

  A.待测物的极性   B.扩散系数

  C.化学活性   D.吸附剂性质

  E.采样流量

6. 气相色谱仪基本结构通常由（　　）组成。

  A.气路系统   B.进样系统

  C.分离系统   D.检测系统

  E.数据处理系统

7. 以下检测器属于液相色谱检测器的是（　　）。

  A.紫外可见检测器   B.荧光检测器

  C.电化学检测器   D.氢火焰检测器

  E.电子捕获检测器

8. 我国现有职业卫生检测标准中，可采用液相色谱法检测的物质有（　　）。

    A. 马来酸酐   B. 邻苯二甲酸二辛酯

    C. 苯酚   D. 乙酸异丁酯

    E. 丙烯酸

9. 影响气相色谱分离效果的因素有（　　）。

    A. 固定相种类   B. 柱温

    C. 检测器温度   D. 载气流速

    E. 柱长

10. 活性炭管采集有机物后常用的处理方法有（　　）。

    A. 直接分析   B. 溶剂解吸法

    C. 热解吸法   D. 微波消解法

    E. 酸消解法

11. 下列仪器中，可在沸水浴中加热的有（　　）。

    A. 蒸馏瓶   B. 三角烧瓶

    C. 容量瓶   D. 量筒

    E. 比色管

12. 高效液相色谱仪与气相色谱仪比较，增加了（　　）。

    A. 贮液槽   B. 高压泵

    C. 恒温器   D. 程序升温

    E. 梯度洗脱装置

13. 可以作为气相色谱仪中电子捕获检测器放射源的是（　　）。

    A. ^{63}Ni B. ^{238}U

    C. ^{3}H D. ^{222}Rn

    E. ^{223}Ra

14. 工作场所空气中（　　）可以用含2%异丙醇的二硫化碳溶液作为解吸液效果较好。

    A. 丁醇   B. 甲醇

C.异戊醇   D.异丙醇

E.乙醇

15. 在职业卫生检测和评价中，经常说的"苯系物"是指（　　）。

A.苯、甲苯   B.二甲苯（全部异构体）

C.乙苯   D.苯乙烯

E.苯胺

16. 色谱法中能用作待测组分定性的参数是（　　）。

A.峰面积   B.保留时间

C.相对保留时间   D.保留指数

E.峰高

八、D题型（不定项选择题）

1. 某喷漆岗位，油漆的MSDS未知，现有检测人员用活性炭采集空气，使用气质联用仪来定性和定量。

1）电子电离源（EI）的电子能量通常为（　　）。

A.70 eV   B.150 eV

C.180 eV   D.230 eV

E.250 eV

2）相同浓度的标样，质谱采集的方式一种是全扫描模式（Scan)，一种是选择离子扫描（SIM）。信号值哪种方式高？灵敏度哪种方式高？（　　）。

A.SIM 高；SIM 高   B.Scan 高；Scan 高

C.Scan 高；SIM 高   D.SIM 高；Scan 高

E.以上都不对

3）总离子流图上一个峰对应（　　）个化合物。

A.1   B.2

C.3   D.4

E.5

4）EI源质谱的调谐液是（　　）。

 A.七氟丁酸酐　　　　　　　　B.全氟三丁胺

 C.四甲基氢氧化铵　　　　　　D.四甲基氢氧化硫

 E.对硝基苯胺

5）从气相色谱进入质谱的流量应接近（　　）。

 A.1 mL/min　　　　　　　　B.10 mL/min

 C.15 mL/min　　　　　　　　D.20 mL/min

 E.30 mL/min

2. 用热解吸气相色谱法测定空气中的蒸气态二甲苯时，用活性炭采集，热解吸后进样，经气相色谱柱分离，氢焰离子化检测器检测，以保留时间定性、峰高或峰面积定量。

1）影响热解吸法解吸效率的因素有（　　）。

 A.解吸温度　　　　　　　　　B.解吸时间

 C.载气流量　　　　　　　　　D.通气时间

 E.热解吸器的性能和质量

2）在FFAP色谱柱上，邻、间、对同分异构体的出峰顺序（　　）。

 A.对、间、邻　　　　　　　　B.邻、对、间

 C.对、邻、间　　　　　　　　D.间、邻、对

 E.邻、间、对

3）热解吸温度为（　　）℃。

 A.200　　　　　　　　　　　B.250

 C.300　　　　　　　　　　　D.350

 E.400

4）影响二甲苯出峰时间的因素有（　　）。

 A.柱温　　　　　　　　　　　B.载气流速

 C.分流比　　　　　　　　　　D.空气流量

 E.氢气流量

5）邻、间、对二甲苯响应因子大小关系为（　　）。

    A.邻＞间＞对　　　　　　　　B.邻＞间＝对

    C.邻＞间＜对　　　　　　　　D.邻＝间＜对

    E.三种异构体大小相同

3. 在法庭上，涉及审定一个非法的药品，起诉表明该非法药品经气相色谱分析测得的保留时间，在相同条件下，刚好与已知非法药品的保留时间一致。

  1）生产这种药物用到甲苯，气相色谱法测定甲苯用（　　）检测器。

    A.FID　　　　　　　　　　　B.ECD

    C.NPD　　　　　　　　　　　D.FPD

    E.MSD

  2）已知苯、甲苯、乙苯的沸点分别为80.1 ℃、110.6 ℃、136.1 ℃，在分析苯、甲苯、乙苯的混合物时汽化室的温度应设置为（　　）。

    A.80 ℃　　　　　　　　　　B.90 ℃

    C.120 ℃　　　　　　　　　　D.160 ℃

    E.130 ℃

  3）辩护证明：有几个无毒的化合物与该非法药品具有相同的保留值。在这种情况下应选择（　　）进行定性，做进一步鉴定。

    A.利用相对保留值

    B.利用加入已知物以增加峰高的方法

    C.利用保留值的双柱法

    D.利用文献保留指数

    E.利用加入已知物以增加峰面积的方法

  4）在分析工作场所空气中苯系物时，用溶剂解吸法，所用的溶剂是（　　）。

    A.二硫化碳　　　　　　　　　B.丙酮

    C.二氯甲烷　　　　　　　　　D.乙酸乙酯

    E.异丙醇

5）气相色谱分析时，常用作载气的是（　　）。

A.氮气　　　　　　　　　　B.氢气

C.氧气　　　　　　　　　　D.氦气

E.氩气

4. 用气质联用仪检测某样品时，使用EI离子源70 eV，得到的总离子流图上由3个组分的峰，查看这3个峰的质谱图的特征离子峰分别为56,77,78、65,91,92和91,106。

1）特征离子峰为56,77,78的是（　　）。

A.苯　　　　　　　　　　　B.甲苯

C.乙酸乙酯　　　　　　　　D.乙酸丁酯

E.乙酸丙酯

2）特征离子峰为65,91,92的是（　　）。

A.苯　　　　　　　　　　　B.甲苯

C.乙酸乙酯　　　　　　　　D.乙酸丁酯

E.乙酸丙酯

3）特征离子峰为91,106的是（　　）。

A.苯　　　　　　　　　　　B.甲苯

C.乙酸乙酯　　　　　　　　D.乙酸丁酯

E.乙苯

4）离子源中灯丝的作用为（　　）。

A.加热样品　　　　　　　　B.照亮电离室

C.产生电子　　　　　　　　D.去除水分

E.净化样品

5）下列色谱柱最适合气质联用仪使用的是（　　）。

A.HP-5MS　　　　　　　　B.HP-5

C.DB-17MS　　　　　　　　D.HP-FFAP

E.DB-WAX

5. 实验人员在进行石蜡烟洗脱效率测试时，选取18份滤膜，分为3组，每组6份，分别加入3个剂量的标准溶液。放置过夜，用二硫化碳振荡洗脱10 min，不时振摇。同时作试剂空白和滤料空白，计算前减去空白值。

1）按石蜡烟的PC-STEL为4 mg/m³，以采集375 L空气样品计。在进行洗脱效率测试时标液加入量一般控制为（　　）。

    A.75 μg、150 μg、300 μg

    B.150 μg、300 μg、600 μg

    C.750 μg、1500 μg、3000 μg

    D.375 μg、750 μg、1500 μg

    E.1500 μg、3000 μg、4500 μg

2）影响洗脱效率的因素有（　　）。

    A.采样时间　　　　　　　　B.洗脱液的性质

    C.洗脱时间　　　　　　　　D.加热、振摇或超声

    E.采样流量

3）在进行洗脱效率测试时，加入石蜡烟标准溶液的体积应不大于（　　）。

    A.10 μL　　　　　　　　　B.100 μL

    C.200 μL　　　　　　　　　D.500 μL

    E.1000 μL

答案：

    一、A0题型（单项选择题）

  1.B，2.A，3.A，4.A，5.A，6.A，7.A，8.B，9.A，10.B，11.B，12.A，13.A，14.B，15.B，16.A，17.B，18.A，19.A，20.B

    二、A1题型（单项选择题）

  1.A，2.A，3.D，4.B，5.A，6.D，7.E，8.A，9.A，10.D，11.D，12.D，13.E，14.A，15.B，16.B，17.B，18.B，19.C，20.D，21.B

三、A2题型（单项选择题）

1.C，2.B，3.B，4.B，5.A，6.D，7.D，8.A，9.D，10.E，11.E，12.B，13.E，14.D

四、A3题型（单项选择题）

1-1）C，1-2）B，2-1）B，2-2）D，3-1）C，3-2）E，4-1）C，4-2）D，5-1）E，5-2）A，6-1）D，6-2）D，7-1）E，7-2）D，8-1）D，8-2）A，9-1）C，9-2）D

五、A4题型（单项选择题）

1-1）A，1-2）B，1-3）E，1-4）A，2-1）B，2-2）A，2-3）D，2-4）B，3-1）A，3-2）B，3-3）E，3-4）C，4-1）D，4-2）B，4-3）D，4-4）B

六、B题型（不定项选择题）

1-1）A，1-2）D，1-3）E，2-1）CD，2-2）B，2-3）D

七、C题型（多项选择题）

1.ABCDE，2.ACDE，3.AB，4.BCD，5.ABCDE，6.ABCDE，7.ABC，8.AB，9.ABDE，10.BC，11.AB，12.ABE，13.AC，14.AC，15.ABCD，16.BCD

八、D题型（不定项选择题）

1-1）A，1-2）C，1-3）A，1-4）B，1-5）A，2-1）ABCDE，2-2）A，2-3）D，2-4）AB，2-5）E，3-1）A，3-2）D，3-3）C，3-4）A，3-5）A，4-1）A，4-2）B，4-3）E，4-4）C，4-5）AC，5-1）C，5-2）BCD，5-3）B

第六章　职业病危害因素检测工作的质量控制

第一节　样品采集质量控制

空气样品采集的质量保证工作主要包括采样点和采样对象的选择、采样时机的选择、采样频率的选择、采样效率的保证、减少采样过程误差、现场样品空白采集等内容。

一、采样点和采样对象的选择

根据《工作场所空气中有害物质监测的采样规范》（GBZ159）中定点采样和个体采样的要求选择采样点和采样对象。

二、采样时机的选择

采样时机的选择原则是首先要满足职业卫生标准的要求，即采样要采到工作场所空气中待测物的最高浓度。其次，要根据职业卫生调查和评价的需要，由检测目的确定采样时间和频率。也要考虑工作场所的工作情况、管理水平、职业卫生条件、环境条件和气候季节等。

对于工作场所的日常检测来说，采样时机应选择在一年中空气中待测物浓度最高的月份的工作日，并在浓度最高的时段进行采样检测。在一般情况下，采样应在执业活动处于正常和毒物浓度达到工作日最高而稳定时进行，例如在上班2 h后，空气中毒物浓度已达到比较稳定的最高水平，这时采样具有代表性，能正确反映劳动者日常接触的浓度。

三、采样频率

对于工作场所的日常检测，毒性及对健康危险度大的毒物，采样频率要高；管理水平高、职业卫生条件好，空气中待测物浓度能保持在容许浓度以下，这样的工作场所的采样频率可以降低。

四、采样时间

采样时间的长短首先由待测物的容许浓度的要求来决定。

（1）对于时间加权平均容许浓度的检测，要求采样时间最好是整个工作班，或者涵盖整个工作班。

（2）对于短时间接触容许浓度的检测，采样时间应为 15 min。接触时间不是 15 min 的，按实际接触时间采样，计算时按 15 min 时间加权计算。

（3）最高容许浓度的采样时间不超过 15 min。

（4）采样时间的长短还依赖于测定方法的灵敏度及空气中待测物的实际浓度和采样流量等。

五、采样效率

影响采样效率的因素包括各个方面，要全面考虑。

（1）待测物的理化性质。

（2）待测物在空气中的存在状态。

（3）吸收液的吸收容量和吸附剂的吸附容量。

（4）采样流量。

（5）采样现场的环境条件。

六、采样过程中的误差

采样过程中产生的误差是多种多样的，采样的各个环节都有可能出现误差，主要包括以下几个方面。

1.采样设备器材带来的误差

采样仪器设备的误差主要来自使用性能不合格的或未经校正的采样仪器、受污染的收集器以及采样过程中采样流量没有及时调节校准等方面。

2.采样操作造成的误差

采样操作造成的误差可能有：采样装置漏气导致采样体积测量不准确、采样操作中的污染、空气采样过程吸收液的损失、采集有害物质的量超过空气收集器的吸收容量或吸附容量、使用错误的采样流量等。

3.样品运输或保存过程中带来的误差

样品采集完成后，可能由于样品封装不好、运输过程中搬运不善、样品存放不符合要求，导致样品受到不同程度的损失或污染。

七、现场样品空白

在样品采集的同时，除不连接空气采样器采集空气样品外，其余操作完全与样品相同，包括采样仪器设备，从实验室到现场和从现场到实验室的运输，样品的保存、预处理和测定。若样品的空白对照值小于等于测定方法的检出限，说明样品在各个环节没有受到污染，检测结果是准确可靠的；若大于检出限，但小于方法空白值时，说明采样过程没有污染，样品检测结果有效，但计算时应修正样品测得值；若样品的空白值较大，说明空白样品被污染，检测结果不可信，应弃去。

第二节　实验室分析质量控制

在实验室对现场采集的样品进行分析测定时，为了保证分析结果的准确可靠，必须从人员、设备、试剂、方法、环境等方面加以控制，同时进行实验室内部质量控制和实验室外部质量控制。

一、人员

人员是保证检测结果准确的主要因素。质量管理人员、质量监督员、检测技术人员、技术负责人、质量负责人应具有相关专业知识，并经过相应的技术培训能够熟练掌握本岗位技术,满足检测人员的任职条件,持证上岗。

二、设备

设备应满足实验室检测需求,并经过计量部门检定,精度和量程在合适的范围内,并经常性地通过观察试剂空白的测量结果、比较一段时期内设备对标准样品的响应信号来确认设备性能的稳定可靠。

三、试剂和标准物质

实验室试剂的质量是保证分析结果准确可靠的必要条件之一,因此所用试剂质量应符合要求。试剂的质量对检验结果的影响主要有两种情形,一种是试剂不纯(本身含有被测组分)而使结果偏高;另一种是试剂失效或灵敏度低而影响检测结果的准确性。

使用有证标准物质(参考物质),没有标准物质时,应确保量的准确性;按方法要求使用不同级别试剂,尽量选择高级别的试剂;新购试剂经抽样验收合格后使用,使用有效期内试剂。外部供应商的评价和控制标准物质应定期进行期间核查,做好相关记录。对检测结果有重要影响的试剂、使用频率高的或有疑虑的标准物质要用适当的方法进行符合性检查。

四、检测方法

选择方法时,优先采用国家标准、行业标准和地方标准,其次选用国际或区域方法标准,且方法现行有效。

开展新项目前,必须做方法验证,包括方法的标准曲线、空白试验、加标回收率试验、最低检出限试验和精密度试验等,如果可能,还应进行不确定度评估。应用实验数据真实地证明方法的适用性、准确性和灵敏性。

方法性能确定:用下列方法之一或其组合对方法的性能进行确定。

①使用参考标准或标准物质进行校准。②与其他方法所得的结果进行比较。③实验室间比对。④对影响结果的因素做系统评审。

当缺少指导书可能影响检测和/或校准结果，实验室可对所有相关设备的使用和操作、检测和/或校准样品的准备、关键性操作步骤编制指导书。

五、设施和环境条件的质量控制

设施和环境条件应适合实验室活动，不应对结果有效性产生不利影响。设施和环境条件应满足法律法规、技术规范或标准要求和仪器设备自身的要求。当相关规范、方法或程序对环境条件有要求时，或环境条件影响结果的有效性时，实验室应监测、控制和记录环境条件。当实验室在永久控制之外的地点或设施中实施实验室活动时，应确保满足技术规范中有关设施和环境条件的要求 。应建立安全作业管理程序，确保化学危险品、易燃易爆品、有害生物等危及安全的因素和环境得以控制。对影响实验室结果的工作区域应有标识，并有限制进入措施。

六、测量过程中的质量控制

1.空白对照

1）试剂空白

对检测方法所用的试剂（包括吸收液、解吸液、洗脱液、试剂溶液、有机溶剂等）进行检测。每批试剂应做一次，每次至少三个样品。测定检测过程中由实验室内所用的试剂、器材等引入的污染。当测定结果大于方法空白样品时，应对试剂和器材进行检查，消除污染。

2）方法空白

与样品的空白对照相似，但不经过采样现场，在实验室内完成操作。每批样品一般测定三个方法空白样品。测定结果提供了实验室测定过程可能引入的污染。当测定结果大于试剂空白样品，说明采样介质受到污染，应更换采样介质。

3）采样设备空白

样品由采样容器的清洗液、吸附剂的解吸液或滤料的洗脱液等。每更换采样设备时应检测一次。获得采样用的吸附剂、滤料等的待测物本底水平，检查采样设备清洗方法是否合适。当测定结果大于方法空白样品值时，说明采样设备有污染，应清除。

4）样品空白

在样品采集的同时，除不采集工作场所的空气样品外，其余操作完全与样品相同，包括采样仪器设备，从实验室到现场和从现场到实验室的运输，样品的保存、预处理和测定。每批样品至少测定两份样品空白对照。其测定结果提供了一个从采样到测定全过程的质量控制。测定结果小于或等于测定方法的检出限，说明样品在各个环节没有受到污染，检测结果是准确的、可靠的。若大于检出限，小于方法空白样，则应修正样品测得值。若大于方法空白值，甚至大于样品值，则说明样品被污染，检测结果应弃去。

2.定量方法

在职业卫生检测工作中，可选择的定量方法有校准曲线法、单点校正法和标准加入法。单点校正法测定结果准确度和精密度较差，因此在我国职业卫生检测标准中不推荐使用，标准加入法一般是在样品中基体不明或基体浓度很高、变化大，难以配制相类似的标准溶液时使用。因此在日常检测中还是选用校准曲线法作为定量方法。

校准曲线是描述待测物质浓度或量与相应测量仪器响应值或其他指示量之间的定量关系曲线。校正曲线包括标准曲线（标液的分析步骤有所省略，如不经过前处理）和工作曲线(绘制标准曲线的溶液需与样品分析步骤完全相同)。每次分析样品时必须配制校准曲线，应由空白及3~5个已知的标准溶液，按照与样品相同的测定步骤制成。利用校准曲线推测样品浓度时，样品浓度应在所作曲线的浓度范围内，不得将校准曲线任意外延。

标准曲线是用待测物的纯品或用国家认可的标准溶液配制成一定浓度的标准系列，用与样品测定相同的条件进行测定，以测得的响应值为纵坐标绘制标准曲线或计算回归方程，样品浓度或量由标准曲线查得或代入回归方程计算得出。标准曲线法适用于样品基质比较简单、对测定结果干扰不大而且样品处理过程中样品损失较少的情况，如测定工作场所空气中锰浓度时，用火焰原子吸收法，由于样品处理过程简单，基质干扰较小，滤膜空白值较低，所以采用标准曲线法。

工作曲线是将标准系列溶液加入空白样品基质上，同样品一起处理，以消除样品处理过程或基质对测定带来的影响，确保结果的准去性。工作曲线法适用于样品处理过程中待测物会发生变化或者样品基质干扰大不能通过基体改进剂消除影响时，如石墨炉原子吸收法测定血中铅的浓度时，基质干扰较大，且有本底值，所以采用工作曲线法。当样品前处理过程中待测物损失较大的情况下，也可采用工作曲线法。

3.检出限、定量下限、最低检出浓度

1）检出限

分光光度法：重复多次测定的试剂空白吸光度的3倍标准差或吸光度0.02处对应的浓度，两者取最大值。

原子吸收光谱法：重复多次测定约等于5倍预期测定下限浓度的待测物标准溶液吸光度的3倍标准差所对应的浓度。

色谱法：3倍噪声对应的浓度。

2）定量下限

分光光度法：重复多次测定的试剂空白吸光度的10倍标准差或吸光度0.03处对应的浓度。

原子吸收光谱法：重复多次测定约等于5倍预期测定下限浓度的待测物标准溶液吸光度的10倍标准差所对应的浓度。

色谱法：10倍噪声对应的浓度。

3）最低检出浓度和最低定量浓度

根据采样体积，由检出限和定量限经过相应的公式计算得到。

4.质量控制样品

1）测定标准物质和质控样

标准物质和质控样品是指由权威机构给出准确量值，与实验室检测样品基质相同的物质。实验室检测过程中，需将标准物质或质控样同样品同时处理和测定，计算测定值与标准物质或质控样给定值之间的误差。误差在标准物质或质控样允许范围内，或相对误差小于10%，则表明该次测定结果准确可靠。

2）测定加标回收样品

加标回收的测定是实验室内经常用于自控的一种质量控制技术。加标回收率法由于简单、结果明确而成为职业卫生检测实验室常用的一种方法。

加标回收是将已知量的待测物标准加至样品中，同时测定样品和加标样品，然后通过公式计算加标回收率。分为空白加标回收和样品加标回收。

空白加标回收是指在没有被测物的空白样品中加入一定量的标准物质，按样品的处理步骤分析，得到结果与理论值的比值即为空白加标回收率。在职业卫生检测中通常采用空白加标的回收方式进行加标回收率测定。

进行加标回收率测定时，加标量一般为待测物含量的0.5~2.0倍，且加标后的总含量不应超过方法的测定上限；加标物的浓度宜较高，加标物的体积应很小，一般不超过原始试样体积的1%。加标量应和样品中所含待测物的测量精密度控制在相同的范围内，一般情况下作如下规定：

（1）加标量应尽量与样品中待测物含量相等或相近，并应注意对样品容积的影响。

（2）当样品中待测物含量接近方法检出限时，加标量应控制在校准曲线的低浓度范围。

（3）在任何情况下加标量均不得大于待测物含量的3倍。

（4）当样品中待测物浓度高于校准曲线的中间浓度时，加标量应控制在待测物浓度的半量。

（5）加标后的测定值不应超出方法的测定上限的90%。

5.质量控制图

结合日常测定，测定一个标准物或质控样，积累20个测定数据，计算其均值x和标准差s。

画质控图（如图6-1），$x \pm 2s$ 为上下警告线，$x \pm 3s$ 为上下控制线。将每次测定标准物或质控样的结果标在质控图上，进行评价。测定结果在警告线以内表示测定过程和仪器设备正常，满足质控要求。测定结果虽然在警告线以内，但连续7次位于均值的一边说明存在系统误差，应找出误差来源，加以改进。测定结果在警告线以外控制线以内表示可以测定样品，测定结果有效，但必须找出误差来源，加以改进。测定结果超出控制线表示测定失控，必须停止测定，检查误差来源，采取改正措施后，重测标准物或质控样，直至测定结果回到控制线以内，才能测定样品。

图6-1 质控图

6. 样品测定过程中的检查

在测定过程中，根据测定所用仪器的稳定性，每测定10~30个样品，测定1个质控样或标准溶液，以检查测定条件的变动。测得值应在质控标准值范围内。

7. 实验室外部质量控制

实验室外部质量控制是在实验室内部控制的基础上进行的，主要是由上一级实验室对下级实验室提供质控样品或盲样，检测结果由分发质控样品或盲样的实验室进行统计，以考核实验室的检测质量。通过分析比较，可以发现实验室是否有效地进行了实验室内部质量控制，也可以发现配制标准溶液时产生的误差，或应用低质量蒸馏水、其他溶剂、试剂等产生的误差。

实验室外部质量控制一般分为能力验证和实验室间比对。

1）能力验证

能力验证，指利用实验室间比对，按照预先制定的准则评价参加者的能力，是实验室重要、有效的外部质量控制活动。当能力验证出现不满意结果时，实验室应深入分析原因、实施纠正措施，并验证措施的有效性；当出现可疑结果时，实验室应分析原因，并视其严重程度、影响范围等必要时采取纠正措施。参加能力验证是一种非常有效的外部质量控制方式，它不仅可以确定和监控实验室检测的能力、持续能力，亦可以有效识别实验室存在的问题。

2）实验室间比对

实验室间比对，指按照预先规定的条件，由两个或多个实验室对相同或类似的测试样品进行检测的组织、实施和评价，从而识别实验室存在的问题与实验室间的差异。开展实验室间比对一般可通过两种方式进行，一种是自主组织，另一种是以参与者身份参加。作为组织者，实验室首先要选择适宜的比对实验室，为确保比对结果的可信度，建议尽可能选择已获得CNAS（中国合格评定国家认可委员会）认可、计量认证或行业内权威的实验室；实验室还应合理编制比对方案，方案应包括采用的方法、测试的项目、数据分析处理方法、样品数量及必要信息、实验要求、测试结果等内容，并与参与实验室达成一致意见；最后，组织者根据测试结果编制比对报告，明确比对的结论及需要改进的问题、改进措施等。实验室比对与能力验证比较，它的灵活性更强，可作为实验室外部质量控制的常用手段。

第三节　例题解析

例题1：

在线性范围内，测得浓度为10.0 μg/L钙标标准溶液的吸光度为0.100，同时测得一试样溶液的吸光度为0.156，计算浓度为（　　）μg/L。

A.15   B.15.0

C.15.6   D.16.0

E.16

解析：C。涉及有效数字的乘除运算，结果取最少位数（10.0为三位有效数字）值。

例题2：

实验室内部评价检验方法的精密度和准确度时，最好每天同时测定的溶液是（　　）。

A.空白溶液、标准溶液、样品溶液和加标样品溶液

B.空白溶液、标准溶液、样品溶液

C.标准溶液、样品溶液

D.空白溶液、样品溶液

E.空白溶液、加标样品溶液

解析：A。实验室内部质量控制相关知识。

例题3：

从样品采集的目的来看，其最基本的采样原则是（　　）。

A.代表性   B.典型性

C.适时性   D.合理性

E.可靠性

解析：A。根据GBZ159，职业卫生样品采集应选最有代表性的工作地点和岗位接触人员。

例题4：

为了保证样品从采样到报告结果，整个过程不会发生差错，最关键的做法是（　　）。

A.采样后及时送交实验室

B.交接时要口头交代清楚

C.交接签字

D.从采样到报告结果，每个样品要使用统一标号

E.实验室接收样品后放置整齐

解析：D。统一标号便于管理与避免发生错误。

第三节　重点练习

一、A0题型（单项选择题）

1. 按照GBZ159\GBZ/T189\GBZ/T192及《工作规范》等标准规范的要求，应该在正常生产工况75%以上工况下进行采样。（　）

   A.对　　　　　　　　B.错

2. 硅胶管的体积小、质量轻，适用范围广，可以在湿度大的作业场所长时间采样。（　）

   A.对　　　　　　　　B.错

3. 固体吸附剂管的解吸效率试验：在3组各6支固体吸附剂管中分别加入相当于测定方法规定采样体积的1/2、1倍、2倍职业接触限值的标准溶液（>10μL）或标准气，密封过夜后解吸并测定各管的量。（　）

   A.对　　　　　　　　B.错

4. 个体粉尘采样器既可以采集总粉尘，也可以采集呼吸性粉尘。（　）

   A.对　　　　　　　　B.错

5. 事故性空气监测时，应根据现场情况确定采样点，监测至空气中有害物质浓度低于短时间接触容许浓度或最高容许浓度为止。（　）

   A.对　　　　　　　　B.错

6. 校正空气采样器的采样流量时，必须串联与采样相同的空气收集器。（　）

A. 对   B. 错

7. 数据 3.10×10^3 与 310000 具有相同的有效数字位数。（　　）

     A. 对   B. 错

8. 样品的空白对照大于检出限，小于方法空白样，则应修正样品测得值。
（　　）

     A. 对   B. 错

9. 有害物质空气检测，检出限由方法和仪器决定，最低检出浓度由方法定量
下限和样品采集体积决定。（　　）

     A. 对   B. 错

10. 实验室质量控制措施仅仅是检测过程的控制。（　　）

     A. 对   B. 错

11. 实验室内部人员比对试验，就是不同的检测人员对相同样品的检测。（　　）

     A. 对   B. 错

12. 校正曲线包括工作曲线和标准曲线。（　　）

     A. 对   B. 错

13. 方法空白与样品的空白对照试验相似，但不经过采样现场，在实验室内
完成操作。（　　）

     A. 对   B. 错

14. 工作曲线法是指标液的分析步骤有所省略。（　　）

     A. 对   B. 错

15. 测试次数越多，在无系统误差的情况下，准确度越好。（　　）

     A. 对   B. 错

16. 测试次数越多，系统误差越好。（　　）

     A. 对   B. 错

二、A1 题型（单项选择题）

1. 定量分析结果的标准偏差代表的是（　　）。

A.分析结果的准确度
B.分析结果的精密度和准确度

C.分析结果的精密度
D.平均值的绝对误差

E.以上都不对

2. 下列误差属于系统误差的是（　　）。

A.天平零点突然变化
B.读取滴定管的度数量偏高

C.环境温度发生变化
D.环境湿度发生变化

E.环境气压发生变化

3. 在滴定分析测试中，属于偶然误差的是（　　）。

A.试样未经充分混匀
B.砝码破损

C.滴定时有液滴溅出
D.滴定管最后一位估读不准确

E.指示剂选择错误

4. 保证检测全过程样品未受到污染的方法是（　　）。

A.测定样品空白
B.绘制标准曲线

C.测定加标回收率
D.测定方法检出限

E.绘制方法曲线

5. 将数据修约为3位有效数字，正确的是（　　）。

A.1.23501→1.24
B.1.24510→1.24

C.1.23501→1.23
D.1.23510→1.23

E.1.24501→1.24

6. 进行加标回收率测定时，加标量为待测物含量的（　　）。

A.0.5~1倍
B.1~2倍

C.0.5~2倍
D.0.5~3倍

E.0.5~4倍

7. 实验室内部质控反映实验室检测结果的是（　　）。

A.准确度
B.灵敏度

C.精密度
D.特异性

E.以上都不是

8. 实验室质量控制不包括（ ）。

    A.试剂控制   B.文件质控

    C.内部质控   D.外部质控

    E.实验室环境控制

9. 实验室外部质量保证主要控制实验室检测的（ ）。

    A.随机误差   B.系统误差

    C.过失误差   D.仪器误差

    E.以上都不是

10. 在理化检验实验室中，常用化学试剂的质量由优到劣的排列顺序是（ ）。

    A.化学纯＞优级纯＞分析纯＞高纯

    B.高纯＞优级纯＞分析纯＞化学纯

    C.优级纯＞高纯＞分析纯＞化学纯

    D.分析纯＞高纯＞优级纯＞化学纯

    E.化学纯＞高纯＞优级纯＞分析纯

11. 以下为质量控制实验室应当有的文件是（ ）。

    A.质量标准、取样操作规程

    B.记录、检验报告或证书

    C.检验操作规程和记录、包括检验记录或实验室工作记事簿

    D.必要的检验方法验证报告和记录

    E.以上都是

12. 采集作业工人"班中"呼出气，是在（ ）采样。

    A.开始工作0.5 h后至下班前1 h

    B.开始工作1 h后至下班前1 h

    C.开始工作1.5 h后至下班前1 h

    D.开始工作2 h后至下班前1 h

    E.开始工作2.5 h后至下班前1 h

三、A2题型（单项选择题）

1. 在分光光度法测量中，为提高分析结果的准确度，通常控制标准溶液及样品溶液的吸光度范围是（　）。

   A. 0.01～0.1　　　　　　　　　B. 0.2～0.7

   C. 0.5～1.0　　　　　　　　　D. 0.5～0.7

   E. 0.7～1.0

2. 定量分析中，准确度和精密度的关系是（　）。

   A. 精密度高，准确度必然高　　　B. 准确度高，精密度也就高

   C. 精密度是保证准确度的前提　　D. 准确度是保证精密度的前提

   E. 精密度和准确度无关

3. 在滴定分析测定中，属于偶然误差的是（　）。

   A. 试样未经充分混匀　　　　　　B. 滴定时有液滴溅出

   C. 砝码生锈　　　　　　　　　　D. 读数时视线未与凹液面对齐

   E. 滴定管最后一位估读不准确

4. 职业卫生实验室检测过程中，需将标准物质或质控样同样品同时处理和测定，计算测定值与标准物质和质控样给定值之间的误差。如果误差在标准物质或质控样允许范围之内，或相对误差小于（　），则表明该次测定结果是准确可靠的。

   A. ±3%　　　　　　　　　　　B. ±5%

   C. ±10%　　　　　　　　　　D. ±15%

   E. ±20%

5. 按修约间隔0.01对0.155、0.645、0.859、1.149进行修约，正确的是（　）。

   A. 0.16、0.64、0.86、1.15　　　B. 0.15、0.65、0.86、1.15

   C. 0.15、0.64、0.85、1.14　　　D. 0.16、0.65、0.85、1.14

   E. 0.16、0.65、0.86、1.15

6. 国际纯粹与应用化学联合会规定，原子吸收光谱法测定的灵敏度常用特征浓度或特征质量表示，即产生1%吸收或（　）吸光度时所对应的被测物

的浓度或质量。

    A.0.0044   B.0.044   C.0.44   D.0.4   E.0.02

7. 比色法和分光光度法测定工作场所空气有害物质时，在最佳测试条件下，以重复多次（至少6次）测定的试剂空白的3倍标准偏差或吸光度（   ）处所对应的待测浓度，两者中取其最大值作为检出限值。

    A.0.01   B.0.02   C.0.03   D.0.04   E.0.05

8. 原子光谱法测定工作场所空气有害物质时，在最佳测试条件下，以重复多次（至少10次）测定的约等于（   ）倍预期测定下限浓度的含待测物标准溶液吸光度的3倍标准偏差，所对应的待测浓度或含量作为检出限值。

    A.2   B.3   C.5   D.8   E.10

9. 在职业卫生检测中，若检测结果低于检出限时，样品结果应报告为"＜检出限值"，计算工作场所空气中浓度时，结果应报告为"＜检出限/该样品标准采样体积的数值"。进行TWA或STEL计算时，可用该值的（   ）代入公式计算。

    A.1/5   B.1/4   C.1/3   D.1/2   E.2/3

10. 穿透容量是指通过采样介质的空气中待测物量达到原空气中待测物量的（   ）时，采样介质所吸附的待测物的量。

    A.3%   B.5%   C.7%   D.10%   E.15%

四、A3题型（单项选择题）

1. 实验室检测人员使用试剂应根据要求选用不同等级试剂，在金属消解过程使用的硝酸主要为优级纯，在浸泡玻璃器皿所用硝酸可使用化学纯和分析纯。

    1）我国化学试剂分为（   ）级。

        A.二   B.三   C.四   D.五   E.六

    2）优级纯试剂用G.R表示，标签颜色为（ ）色；分析纯试剂用A.R表示，标签颜色为（ ）色；化学纯试剂用C.P表示，标签颜色为（ ）色。（   ）

A. 蓝 绿 红　　　　　　　　B. 红 蓝 绿

C. 绿 红 蓝　　　　　　　　D. 绿 蓝 红

E. 红 绿 蓝

2. 在检测苯系物过程中，为保证检测数据的准确性通常采用加标回收、测定权威机构给定准确量值的标准物质或质控样。

1）进行加标回收时以下说法错误的是（　　）。

A. 加标量应尽量与样品中待测物相近

B. 任何情况下加标量均不得大于待测物含量的3倍

C. 加标后的测定值不应超出方法的测定上限的90%

D. 当样品中待测物浓度高于校准曲线的中间浓度时，加标量应控制在待测物浓度的半量

E. 当样品中待测物含量接近方法检出限时，加标量应控制在校准曲线的中间浓度范围

2）若测得的质控样的浓度超出曲线范围，为确保检测数据的准确性，通常不采用（　　）。

A. 对样品进行稀释　　　　　B. 扩大曲线范围

C. 减少取样量　　　　　　　D. 增加取样量

E. 减少进样量

3. 空气中苯系物的活性炭管采样气相色谱法分析，选用二硫化碳溶剂解吸。

1）对二硫化碳的要求为（　　）。

A. 市售分析纯试剂蒸馏后可使用

B. 市售分析纯试剂水洗后可使用

C. 市售分析纯试剂酸化后可使用

D. 市售分析纯试剂直接使用

E. 市售分析纯试剂纯化后无干扰峰时可使用

2）定点的采样流量一般为（　　）。

A. 50 mL/min　　　　　　　B. 100 mL/min

C.150 mL/min   D.200 mL/min

E.250 mL/min

4. 我国职业卫生标准方法中，关于甲醛的溶液吸收-酚试剂分光光度法：

  1）甲醛使用短时间采样适合的流量为（   ）。

  A.0.1 L/min   B.0.2 L/min

  C.0.3 L/min   D.0.5 L/min

  E.1.0 L/min

  2）甲醛采样后，立即封闭吸收管的进出气口，置清洁容器内运输和保存。
  样品在室温下可保存（   ）。

  A.12 h   B.24 h   C.1 d   D.3 d   E.5 d

五、A4题型（单项选择题）

1. 空气中的蒸气态和雾态过氧化氢用装有硫酸氧钛溶液的多孔玻板吸收管采
   集，用分光光度计测量吸光度，进行定量。

  1）样品应在（   ）h内测定。

  A.8   B.12   C.24   D.36   E.48

  2）（   ）时停止采样。

  A.15 min   B.溶液开始变黄色

  C.溶液开始变红色   D.溶液开始变绿色

  E.溶液开始变蓝色

  3）检测波长为（   ）nm。

  A.410   B.435

  C.420   D.640

  E.680

  4）定点采样流量为（   ）L/min。

  A.0.5   B.1

  C.2   D.3

E.4

2. 用光度法测定某试样中微量铜的含量，六次测定结果分别为0.21%、0.23%、0.24%、0.25%、0.24%、0.25%。

1）计算测定的平均偏差为（　　）。

A.1.0×10^{-4}　　　　　　　　B.2.0×10^{-4}

C.3.0×10^{-4}　　　　　　　　D.4.0×10^{-4}

E.5.0×10^{-4}

2）计算测量结果的相对平均偏差为（　　）。

A.0.039　　　　　　　　B.0.04

C.0.041　　　　　　　　D.0.042

E.0.043

3）计算测量结果的标准偏差为（　　）。

A.2.0×10^{-4}　　　　　　　　B.2.1×10^{-4}

C.2.2×10^{-4}　　　　　　　　D.2.3×10^{-4}

E.2.4×10^{-4}

4）计算测量结果的相对标准偏差为（　　）。

A.0.09　　　　　　　　B.0.1

C.0.11　　　　　　　　D.0.12

E.0.13

六、B题型（单项选择题）

1. 空白对照是质量控制的一种重要手段，不同的空白对照，其作用也是不同的。

1）试剂空白的作用是（　　）。

2）方法空白的作用是（　　）。

3）样品的空白对照作用是（　　）。

A.了解检测过程中由实验室内所用的试剂、器材等引入的污染

B.了解实验室测定过程可能引入的污染

C.用于检查具有"记忆"效应的特性分析仪器

D.获得采样用的吸附剂、滤料等的待测物本底水平,检查采样设备清洗方法是否合适

E.提供了一个从采样到测定全过程的质量控制

2. 质量控制图常被用于实验室检测过程的质量控制。结合日常测定,测定一个标准物或质控样,积累20个测定数据,计算其均值 x 和标准差 s,以测定次序或日期或时间为横坐标,测定结果为纵坐标,制定警戒线和控制线。

1)上警戒线为( )。

2)下警戒线为( )。

3)上控制线为( )。

A.$x +2s$ B.$x +3s$

C.$x -4s$ D.$x +4s$

E.$x -2s$

3. 职业卫生实验室检测过程中,加标回收率的测定是实验室内经常用于自控的一种质量控制技术。

1)进行加标回收率测定时,加标量不能过大,一般为待测物含量的0.5 ~ ( )倍。

2)加标物的浓度宜较高,加标物的体积应很小,一般以不超过原始试样体积的( )%。

3)加标后的测定值不应超过方法的测定上限的( )%。

A.1.0   B.2.0

C.3.0   D.50

E.90

七、C题型（多项选择题）

1. 下列选项中，属于职业病危害因素检测工作质量控制的目的的是（　　）。

　　A.降低样品采集和测量误差

　　B.规范采样和检测操作，减少工作量

　　C.改善实验室之间数据可比性的基础

　　D.为分析测试质量作出评价提供统计基础

　　E.保证进行的检测和评价结果准确可靠

2. 根据系统误差产生的具体原因，可将其分为（　　）。

　　A.方法误差　　　　　　　　　B.仪器和试剂误差

　　C.操作误差　　　　　　　　　D.主观误差

　　E.随机误差

3. 避免或者消除过失误差的方法有（　　）。

　　A.采用完善的分析方法　　　　B.在洁净的环境中进行检验

　　C.按要求保存样品　　　　　　D.容器的预处理按要求进行

　　E.加入适当的试剂克服吸附

4. 若试样的分析结果的精密度很好，但准确度不好，说明分析过程中（　　）。

　　A.偶然误差大　　　　　　　　B.偶然误差小

　　C.系统误差大　　　　　　　　D.系统误差小

　　E.以上均错误

5. 下列有关误差的叙述错误的是（　　）。

　　A.偶然误差影响分析结果的准确度

　　B.偶然误差的数值大小具有单向性

　　C.偶然误差在分析中是无法避免的

　　D.绝对值相同的正负偶然误差出现的机会均等

　　E.偶然误差可通过平行试验等进行校正

6. 校准曲线的特征指标有（　　）。

　　A.回归方程　　　　　　　　　B.截距

C.斜率　　　　　　　　　　D.剩余标准差

E.线性相关系数

7. 加标回收试验的加标原则有（　　）。

A.一致原则　　　　　　　　B.可比原则

C.相近原则　　　　　　　　D.不变原则

E.简便原则

8. 消除系统误差的方法有（　　）。

A.对照试验　　　　　　　　B.空白试验

C.校准仪器　　　　　　　　D.分析结果的校正

E.增加平行测定次数

9. 实验室检测过程中常用的质量控制技术有（　　）。

A.平行样测定　　　　　　　B.加标回收分析

C.空白实验值测定　　　　　D.标准物质对比试验

E.质量控制图

10. 为保证分析结果的准确可靠，应同时进行实验室内部质量控制和实验室外部质量控制。实验室内部质量控制的空白对照包括（　　）。

A.试剂空白　　　　　　　　B.方法空白

C.仪器空白　　　　　　　　D.样品空白

11. 提高分析结果准确度的方法是（　　）。

A.做空白试验　　　　　　　B.增加平行测定的次数

C.校正仪器　　　　　　　　D.使用纯度为98%的基准物

E.选择合适的分析方法

12. 准确度的高低用（　　）大小来表示。

A.相对偏差　　　　　　　　B.相对误差

C.标准偏差　　　　　　　　D.绝对误差

E.平均偏差

13. 系统误差产生的原因有（　　）。

A.仪器误差 　　　　　　　　B.方法误差

C.偶然误差 　　　　　　　　D.试剂误差

E.操作误差

14. 实验室外部质量控制的主要来源是（　　）。

A.上一级实验室对下一级实验室提供的质控样品

B.上一级实验室对下一级实验室进行考核的盲样

C.不同实验室之间的比对样品

D.实验室内部各检测员之间的比对样品

E.不同仪器设备进行的比对样品

15. 有证标准物质应具有的属性包括（　　）。

A.均匀性、稳定性 　　　　　B.有效性

C.溯源性 　　　　　　　　　D.赋值与测量不确定度

E.重复性

16. 有代表性的工作场所现场采样点包括（　　）。

A.空气中有害物质浓度最高的工作地点

B.劳动者接触时间最长的工作地点

C.随机的工作地点

D.作业工人呼吸带

E.其他地方

17. 空气样品采集的质量保证主要包含（　　）。

A.采样选点 　　　　　　　　B.采样时机和频率

C.采样目的 　　　　　　　　D.采样效率

E.样品空白

18. 影响有机化合物采样用固体吸附剂穿透容量的因素有（　　）。

A.待测物极性 　　　　　　　B.大气压力

C.吸附剂的性质 　　　　　　D.采样流量

E.风向风速

19. 用于气溶胶采样的滤料应具备的特性包括（　　）。

    A. 机械强度好　　　　　　B. 化学性质稳定

    C. 通气阻力低　　　　　　D. 重量较轻

    E. 本底值低

20. 用于采集工作场所空气中金属及其化合物的滤料的要求有（　　）。

    A. 采样效率高　　　　　　B. 机械强度好

    C. 满足分析需要　　　　　D. 空白值低

    E. 耐冷冻

八、D题型（不定项选择题）

1. 某检测实验室经过严谨的市场调查和论证，对未来的职业卫生检测市场特别看好，准备开展职业卫生检测。并择期进行了内部讨论，确定了标准方法的选择范围，开展新项目前验证新方法可靠性的方法，明确了新项目的实验室内部质量措施。

    1）在选择标准方法时，应优先选择（　　）。

        A. 国家标准方法　　　　　B. 行业标准方法

        C. 地方标准方法　　　　　D. 国际有效标准方法

        E. 区域有效标准方法

    2）实验室在开展新项目前，应能够正确地运用标准方法，需进行验证，以下能用来确认新方法的可靠性的是（　　）。

        A. 空白试验　　　　　　B. 制备标准曲线

        C. 精密度试验　　　　　D. 试验时间比对

        E. 能力验证

    3）在实验室内部质量控制中的空白对照包括（　　）。

        A. 空白试验　　　　　　B. 方法空白

        C. 仪器空白　　　　　　D. 样品空白

        E. 人员空白

2. 职业病危害因素检测工作的质量控制主要包括空气样品现场采集工作的质量控制和检测分析工作（含实验室检测和现场检测）的质量控制两个方面。

1）职业病危害因素检测工作质量控制的目的在于（　　）。

　A.降低样品采集和测量误差

　B.规范采样和检测操作，减少工作量

　C.改善实验室之间数据可比性的基础

　D.为分析测试质量作出评价提供统计学基础

　E.保证进行的检测与评价结果准确可靠

2）空气样品采集的质量保证工作主要包括（　　）。

　A.采样点和采样对象的选择　　　B.采样效率的保证

　C.试剂空白　　　　　　　　　　D.采样频率的选择

　E.采样时机的选择

3）不会对采样过程造成误差的是（　　）。

　A.采样仪器设备性能不合格

　B.液体吸收管未清洗干净

　C.采样过程中吸收液损失

　D.样品在运输和保存过程中受到不同程度的污染

　E.未做现场样品空白

4）实验室在开展新项目前，可选择（　　）对新项目标准方法进行确认。

　A.对参考标准或标准物质进行测定

　B.用经典方法进行比对

　C.实验室间比对

　D.质量符合要求的试剂

　E.经过培训的专业人员

答案:

一、A0题型（单项选择题）

1.B，2.B，3.B，4.A，5.A，6.A，7.B，8.A，9.B，10.B，11.A，12.A，13.A，14.B，15.A，16.B

二、A1题型（单项选择题）

1.C，2.B，3.D，4.A，5.A，6.C，7.A，8.B，9.B，10.B，11.E，12.D

三、A2题型（单项选择题）

1.B，2.C，3.E，4.C，5.A，6.A，7.B，8.B，9.D，10.B

四、A3题型（单项选择题）

1-1）C，1-2）C，2-1）E，2-2）D，3-1）E，3-2）B，4-1）B，4-2）B

五、A4题型（单项选择题）

1-1）C，1-2）B，1-3）A，1-4）B，2-1）A，2-2）D，2-3）E，2-4）B

六、B题型（单项选择题）

1-1）A，1-2）B，1-3）E，2-1）A，2-2）E，2-3）B，3-1）B，3-2）A，3-3）E

七、C题型（多项选择题）

1.ABCDE，2.ABCD，3.BCDE，4.BC，5.AB E，6.BCDE，7.ABCDE，8.ABCD，9.ABCDE，10.ABCD，11.ABCE，12.BD，13.ABDE，14.ABC，15.ABCDE，16.ABD，17.ABDE，18.ACD，19.ABCE，20.ABCD

八、D题型（不定项选择题）

1-1）ABC，1-2）ABCDE，1-3）ABCD，2-1）ABCDE，2-2）ABDE，2-3）E，2-4）ABC

放射性危害
因素篇

第一章 样品采集技术与规范

第一节 饮用水

一、采样容器的准备

1.容器的选择

5 L聚乙烯桶、10 L聚乙烯桶等。

2.采样容器的洗涤

采样前将容器用水和洗涤剂清洗，除去灰尘、油垢后用自来水冲洗干净，然后用质量分数为10%的硝酸浸泡8 h，取出沥干后用自来水冲洗3次，并用蒸馏水充分淋洗干净，盖好备用。

二、采样记录

将分装好的样品编号、贴签标记，统一使用现场采样记录表，详细记录现场信息（GPS定位等）、水样编号、采样者、采样日期及地点。采集自来水厂出厂水时要填写供水单位基本信息登记表。

三、采样地点的选择

采集运行中和建设中的核电站30 km范围内的县（市）饮用水，饮用水放射性监测点应固定或相对稳定，各省、自治区、直辖市根据辖地的实际情况确定采样监测点。优先考虑在如下地点采集样品：

（1）地表水选择预期的核电站场外流出物暴露或沉积、沉降的最大地点；地下水首先考虑在主导下风向45°扇形区域5 km内采样。

（2）核电站半径30 km内主要居民点的饮用水水源。

四、水体种类

核电站周边地区监测水体包括水库水，自来水水厂取水口和出厂水水样，城镇自来水供水管线末梢水，农村居民饮水用浅水井、深水井、池塘水、湖水、江河沟水等水样。

五、饮用水的采样频次和采样量

（1）对于集中式供水，采集供水管线末梢水、水厂取水口和出厂水水样，各省根据具体情况执行。

（2）对于饮用水井，依据地下水水体情况，在不同水体的代表性水井，按照习惯取水深度，采集水样。

（3）每年采集2次。

（4）采样量：根据放射性物质检验方法，确定饮用水水样采样量，每个采样点可采集5 L。

六、采样方法

采样前应先用拟采集的水样润洗采样器、容器和塞子2~3次。

1.水源水的采集

水源水是指集中式供水水源地的原水，包括地表水（河川水、湖泊、水库等）、泉水和井水。

1）河川水的采集

（1）水断面宽≤10 m时，在水流中心线上（河川断面流速最大的部分），使用聚乙烯桶采集表面水（若从桥上等地方采样时，可将系着绳子的桶或带有坠子的采样瓶投入水中采样）。不能混入漂浮于水面上的物质。

（2）水断面宽＞10 m时，在两岸边和中心采水样，水样混合作为1个样品。

注意：在有排放水和支流汇入处，则选在其汇合点的下游，使两者充分混合的地方。河川涨水时，当有浊流等情况出现时，原则上暂停取样。

2）湖泊、池塘、水库水的采集

（1）水深≤10 m时，在其中心部位水面下50 cm处，用直立式采水器采集。

（2）水深＞10 m时，增加一次中层采样，采样后混匀。

注意：湖泊水应避开河川的流入或流出处。采样时小心操作，尽量防止扰动水体和杂物进入。

2.出厂水的采集

出厂水是指水源水经自来水厂集中供水单位净化工艺处理后，进入输送管道前的水。

出厂水的采样点应设在出厂水进入输送管道以前处，一般采集蓄水池中有代表性位置2~3次水样，混合即可。

3.末梢水的采集

末梢水一般应当为用户水龙头处。为防止夜间可能析出沉积于管道的附着物，取样时应先打开水龙头放水数分钟，排出沉积物。

4.水样的保存

（1）将采集混合后的水样分别转入聚乙烯桶。

（2）在聚乙烯桶的水样中立即或者回实验室后3天内加入浓硝酸，按1 L水加20 mL浓硝酸的方法使其呈弱酸性，避免放射性物质吸附在容器壁上，然后盖严。

（3）供氚分析的2 L聚乙烯桶不加酸，用蜡封口。

（4）填写好采样单后将水样送回实验室进行测量。

第二节　食品

一、采样设备

密封袋、聚乙烯桶等。

二、采样记录

将分装好的样品编号、贴签标记，统一使用现场采样记录表，详细记录现场信息（GPS定位等）、样品编号、采样者、采样日期及地点。

三、采样地点的选择

食品放射性污染风险监测的采样地点根据各地区实际情况布置，优先考虑在以下地点采集样品：

（1）预期的核电站、铀（钍）矿山或放射性伴生矿周围等设施流出物暴露或沉积、沉降的最大地点。气态流出物由烟囱排放，选择主导下风向预期沉降的最大地点。

（2）滨海核电站液态排放，考虑洋流方向，选择离排放口最近的养殖场或水域采样。内陆核设施液态排放，选择离排放口下游最近的养殖场或水域采样。

（3）采样时，首先考虑在首座核岛主导下风向45°扇形区域50 km内采样。

（4）核电站首座核岛半径30 km内主要牧场。

（5）铀（钍）矿山和核设施等敏感地区或放射性伴生矿周围，样品采集可选取距离关注设施和矿山最近的生产或养殖基地。

四、样品种类

根据当地居民饮食习惯采集当地种植生产的有代表性的主要陆生和水生等食品，样品采集的种类要求如下：

（1）采集当地种植的主要粮食作物，如小麦、稻谷、玉米、黍子、高粱、豆类等。

（2）采集当地种植的蔬菜，以叶菜为主，优先考虑露天生长的叶菜，如菠菜、莴苣、小白菜、卷心菜、大白菜等，并可适当考虑茎、根、果类等蔬菜，如薯类。

（3）采集当地生产的茶叶。

（4）采集当地产的奶粉（如不产奶粉，选择采集当地市场上所售国产奶粉，注明产地）。

（5）当地海域主要海产品，主要考虑饮食习惯及主要经济产品品种，适当考虑在不同深度活动的海产品，包括鱼、虾、蟹、贝和食用藻类等。

（6）根据既往监测结果，建议在已运行核电站出水口附近海域，采集牡蛎类样品进行持续监测。

（7）当地饲养的奶牛（羊）的生鲜牛（羊）乳（不生产乳类的地区，可以不监测乳类样品）。

（8）当地饲养的牛、猪、羊、鸡、鸭、鹅等家畜家禽。

五、采样要求

1.陆生食品的采样要求

1）陆生食品样品种类和采样频次

（1）小麦、稻谷、玉米、黍子、高粱、豆类等：采集当地种植的地点明确的样品。采集1次，收获期。一年收获2次及以上的，应采集生长期较长的样品，如晚稻。

（2）蔬菜：采集当地种植地点明确的蔬菜样品。采集1~2次，收获期。

（3）生鲜乳：选择当地饲养的奶牛（羊），从奶罐奶中采集，经上下搅拌25次（3~4 min）以上，均匀后立即用长柄（匙）提取样，或从当地牧场中随机选择数头母牛，直接将乳汁挤入小型塑料或不锈钢容器内，采集1~2次。

（4）茶叶：采集当地种植地点明确的茶叶，采集1~2次，采摘季节。

（5）奶粉：采集当地产的奶粉，采集2次；如不产奶粉，选择采集当地市场上所售国产奶粉，注明生产地和原料地等信息，采集2个品牌。

（6）肉类：选择屠宰后的3~5头（只）健康家畜家禽，采集肌肉等部位，采集1次。

2）陆生食品样品采样量

应按照《食品中放射性物质检验(总则)》(GB14883.1-2016)的相关要求，并考虑放射性物质检验方法，各种生物样品的灰鲜比、干鲜比和当地生物种类特性的实际，确定各样品采样量。推荐的参考采样量如下：

（1）小麦、水稻、玉米、黍子、高粱、豆类等：晾晒风干的籽实各15 kg 左右。

（2）蔬菜和水果：不少于20 kg，根据实际需要可增加采样量。

（3）生鲜乳：5 kg左右。

（4）茶叶：新鲜茶叶15 kg左右，根据实际需要可增加采样量。

（5）奶粉：5 kg左右。

（6）肉类：15 kg左右，根据实际需要可增加采样量。

2.海产品的采样要求

1）海产品样品种类和采样频次

（1）海水鱼、虾、蟹、贝：1次，结合核电站流出物监测结果，对于已运行核电站周边的牡蛎样品可进行全年的持续监测。

（2）海带或海藻：1次，尽量采集新鲜海藻样品，并于采样后尽早安排测量。

2）海产品样品采样量

应按照《食品中放射性物质检验(总则)》（GB14883.1–2016）的相关要求，并考虑放射性物质检验方法和各种生物样品的灰鲜比、干鲜比，确定各样品采样量。推荐的参考采样量如下：

（1）鱼类：鲜重不少于20 kg。

（2）贝类：鲜重不少于20 kg。

（3）虾蟹类：鲜重不少于20 kg。

（4）甲壳类：鲜重不少于30 kg。

（5）海带或海藻：控水后，鲜重15 kg左右。

第三节　沉降灰

一、采样设备

常用的沉降收集器为接收面积是$0.25\ m^2$的不锈钢盘，盘深大于30 cm。

二、采样器位置

采样器安放在其开口上沿距地面或基础面 1.5 m 高度、周围开阔、无遮盖的平台上，盘底面要保持水平。

三、采样方法

（1）湿法采样：采样盘中注入蒸馏水，要经常保持水深在 1~2 cm。一般收集时间为一个季度。

（2）干法采样：在采样盘的盘底内表面底部涂一层薄硅油（或甘油）。收集样品时，用蒸馏水冲洗干净，将样品收入塑料或玻璃容器中封存。为了防止降雨会冲走沉积物和防止降水样与气载沉降物相混，应采用降雨时会自动关上顶盖、不降雨时自动打开顶盖的沉降收集器。要防止地面扬土，沉降盘位置不能太靠近地表。

四、预处理

采样期结束后，把整个采集期间接收到的沉降物样品全部移入样品容器。附着在水盘上的尘埃，用橡胶刮板把它们刮下来，放入样品容器，待分析。

五、采用双采样盘（A、B）模式采集沉降物

采样盘 A 在无降水时开启收集沉降灰，应在其中注入蒸馏水（对于极寒地区，采样器没有加热装置的，可加防冻液，防冻液应经过辐射水平测量），水深经常保持在 1~2 cm；也可在其表面及底部涂一层薄硅油（或甘油）。采样盘 B 在降水时开启收集沉降灰。收集样品时，用蒸馏水冲洗采样盘壁和采集桶 3 次，收入预先洗净的塑料或玻璃容器中封存。采样盘 A 和 B 的样品分别收集。采集期间，每月应至少观察一次收集情况，清除落在采样盘内的树叶、昆虫等杂物。定期观察采集桶内的积水情况，当降水量大时，为防止沉降灰随水溢出，应及时收集样品，待采样结束后合并处理。

第二章 放射化学分析技术

第一节 样品中锶-90预处理及分析方法

一、样品前处理

1. 水样

取水样 1~50 L，用硝酸调节 pH=1.0，加入 2.00 mL 锶载体溶液（50 mg Sr/mL）和 1.00 mL 钇载体溶液（20 mg Y/mL），钙含量少的样品，应加入适量钙。用氨水调节 pH 至 8~9，搅拌下每升水样加入 8 g 碳酸铵。水样加热至将近沸腾，使沉淀凝聚，取下冷却，静置过夜。

用虹吸法吸去上层清液，将余下部分离心，或者在布式漏斗中通过中速滤纸过滤，用质量分数为 1% 的碳酸铵溶液洗涤沉淀。弃去清液。沉淀转入烧杯中，逐滴加入 6 mol/L 硝酸至沉淀完全溶解，加热，滤去不溶物。滤液用氨水调节 pH 至 1.0。

2. 生物灰样

称取 10 g 灰样，置于 100 mL 瓷坩埚内，加入 2.00 mL 锶载体溶液（50 mg Sr/mL）和 1.00 mL 钇载体溶液（20 mg Y/mL）。用少许水润湿后，加入 5~10 mL 浓硝酸（质量分数为 65.0%~68.0%），3 mL 过氧化氢（质量分数不低于 30%）。置于电热板上蒸干。移入 600 ℃马弗炉中灼烧至试样无炭黑为止。

取出试样，冷却至室温。用 30~80 mL 盐酸（1+5）加热浸取两次。经离心或过滤后，浸取液收集于 250 mL 烧杯中。再用盐酸（0.1 mol/L）洗涤不溶物和容器。离心或过滤。洗涤液并入浸取液中。弃去残渣。

加入 5~15 g 草酸，用氨水（质量分数为 25.0%~28.0%）调节溶液的 pH 至 3。在水浴中加热 30 min，冷却至室温。

用中速滤纸过滤沉淀，用 20 mL 草酸溶液（质量分数为 0.5%）洗涤沉淀两次，弃去滤液。将沉淀连同滤纸移入 100 mL 瓷坩埚中，在电炉上烘干，炭化后，移入马弗炉中保持 600 ℃灼烧 1 h。

取出坩埚，冷却。先用少量硝酸（1+1.5）溶解沉淀，直至不再产生气泡为止。再加入 40 mL 硝酸（1+9）使沉淀完全溶解。溶解液用慢速滤纸过滤，滤液收集于 150 mL 烧杯中，用硝酸（1+9）洗涤沉淀和容器，洗涤液经过滤后合并于同一烧杯中，弃去残渣。滤液体积控制在 60 mL 左右。

二、HDEHP-kel-F色层柱（内径 8~10 mm，高约 150 mm）

色层粉的制备：称取 3.0 g kel-F 粉（聚三氟氯乙烯粉：60~100 目）放入 50 mL 烧杯中，加入 5.0 mL HDEHP-正庚烷溶液反复搅拌，放置 10 h 以上，在 80 ℃下烘至呈松散状。

装柱：色层柱的下部用玻璃棉填充，关紧活塞。将上述制备好的色层粉用硝酸（0.1 mol/L）移入柱内。打开活塞，让色层粉自然下沉。柱内保持一定的液面高度，备用。

注：每次使用后用 50 mL 硝酸（1+1.5）洗涤柱子，流速为 1 mL/min。用水洗涤至流出液的 pH 为 1.0。

三、样品的分离纯化

溶液以 2 mL/min 的流速通过 HDEHP-kel-F 色层柱，记下从开始过柱至过柱完毕的中间时刻，作为锶、钇分离时刻。

流出液收集于 150 mL 烧杯中。用 40 mL 硝酸（1+9）以 2 mL/min 的流速淋洗色层柱，收集前面的 10 mL 流出液合并于同一个 150 mL 烧杯中。保留该流出液，弃去其余流出液。

用 30 mL 硝酸（1+1.5）以 1 mL/min 的流速解吸钇，解吸液收集于 100 mL 烧杯中。

向解吸液加入 5 mL 饱和草酸溶液，用氨水（质量分数为 25.0%~28.0%）

调节溶液 pH 至 1.5~2.0，水浴加热 30 min，冷却至室温。

在铺有已恒重的慢速定量滤纸的可拆卸式漏斗上抽吸过滤。依次用草酸溶液（质量分数为 0.5%）、水和无水乙醇（质量分数不低于 95%）各 10 mL 洗涤沉淀。沉淀在 45~50 ℃ 下干燥至恒重。按草酸钇 $[Y_2(C_2O_4)_3 \cdot 9H_2O]$ 的分子式计算钇的化学回收率。

四、测量

将沉淀连同滤纸固定在测量盘上，在低本底 β 测量仪上计数。记下测量进行到一半的时刻，按公式计算锶–90 的含量。

第二节　样品中铯–137 预处理及分析方法

一、检测原理

在酸性介质中，用无机离子交换剂——磷钼酸铵选择性地定量吸附铯，以使铯浓集并去除干扰。然后用氢氧化钠溶液溶解吸附铯后的磷钼酸铵，并转化为柠檬酸和乙酸体系，形成碘铋酸铯沉淀。干燥至恒重，用低本底 β 测量仪进行测量，然后计算铯–137 的放射性活度浓度。

二、样品处理

1.水样

取 1~100 L 水样，用浓硝酸调节至 pH＜3，加入 1.00 mL 铯载体溶液。按每 5 L 水样 1 g 的比例加入磷钼酸铵，搅拌 30 min，放置澄清 12 h 以上。用虹吸法弃去上清液，剩余溶液转入玻璃砂芯漏斗抽滤，用 1.0 mol/L 硝酸溶液洗涤容器，将全部沉淀转入漏斗，弃去滤液。用氢氧化钠溶液（按 1 g 磷钼酸铵约 10 mL 的比例）溶解沉淀，抽滤，滤液转入 400 mL 烧杯。用水稀释至约 300 mL。加入与所加磷钼酸铵等量的固体柠檬酸，搅拌溶解后加入 10 mL 硝酸。

2.生物样

称取在450 ℃以下预处理后完全灰化的样品5~20 g，准确到0.01 g，置于150 mL瓷蒸发皿内。加入少许水润湿。加入1.00 mL铯载体溶液，再慢慢地加入10 mL浓硝酸和3 mL 30%过氧化氢。搅拌均匀，盖上玻璃表皿，在砂浴上蒸干。置于低温电炉上加热至赶尽黄烟后，放入马弗炉，在450 ℃下灰化1 ~ 2 h，冷却。若灰化不完全，可用饱和硝酸铵溶液润湿，置于电炉上蒸干并使硝酸铵分解。试样要灰化至无炭粒为止。用10%硝酸溶液分几次浸取灰样。加热并趁热过滤或离心，弃去残渣，合并清液。使浸出液的体积控制在250 mL左右。

三、分析步骤

在前处理完后的样品溶液中加入 0.8 g 磷钼酸铵，搅拌 30 min。用玻璃砂芯漏斗抽滤，用硝酸-硝酸铵洗涤液洗涤容器。弃去滤液，保留沉淀。

用10 mL氢氧化钠溶液溶解漏斗中的磷钼酸铵、抽滤。用10 mL水洗涤漏斗，滤液与洗涤液收集于抽滤瓶内25 mL试管中。将收集液转入50 mL烧杯，加入5 mL柠檬酸溶液。

在电炉上小心蒸发溶液至5~8 mL。冷却后置于冰水浴中，加入2 mL冰乙酸和2.5 mL碘铋酸钠溶液。玻璃棒擦壁搅拌至碘铋酸铯沉淀生成，在冰水浴中放置 10 min。

将沉淀转入垫有已恒重滤纸的可拆卸式漏斗中抽滤。用冰乙酸洗至滤液无色，再用 10 mL乙醇洗涤一次，弃去滤液。

将碘铋酸铯沉淀连同滤纸在110 ℃烘干，称重，直至恒重。以碘铋酸铯（$Cs_3Bi_2I_9$）形式计算铯的化学回收率。

将沉淀连同滤纸置于测量盘上，在低本底 β 测量仪上计数。同时在同样条件下测量铯-137参考源。

第三节　样品中总 α 总 β 放射性预处理及分析方法

一、检测原理

水中总 α 总 β 放射性检测原理主要是依据将水样酸化后，蒸发浓缩，转化为硫酸盐，高温灼烧后，残渣转移至样品盘中制成样品源，最后在低本底 α 、β 测量系统测量。

水样采集后，按照每升水样加 20 mL ± 1 mL 硝酸的比例加酸混合均匀。

二、分析步骤

取一定量的水（根据样品源面积而定），分次加入 2000 mL 烧杯，水样体积不要超过烧杯容积的一半，在电热板上加热，微沸蒸发浓缩至约 100 mL。

将浓缩液转移至 250 mL 烧杯中，用少量硝酸（1+1）分次洗涤 2000 mL 烧杯，合并洗液，继续蒸发浓缩至约 50 mL，冷却。

将浓缩液转移至预先在 350 ℃下恒重的瓷蒸发皿，洗涤烧杯。

将 1 mL 硫酸沿器壁缓慢加入瓷蒸发皿，与浓缩液充分混合后，在石墨电热板上缓慢加热，直至将酸雾赶尽。

在马弗炉中 350 ℃下灼烧 1 h 以上，取出置于干燥器中冷却至室温，准确称量蒸发皿连同残渣的质量，用差减法计算灼烧后固体残渣的质量。

三、样品制备及测量

将残渣研细、混匀，取 0.15 g 左右残渣放入已称量的样品盘，用乙醇 - 丙酮（1：1）将固体粉末铺设均匀、平整。在红外灯下烘干、置于干燥器中冷却至室温，准确称量。上机测定。

第四节　样品中钋-210预处理及分析方法

一、样品预处理

采用鲜样直接分析测定。为防止所采鲜奶腐败,可在每升鲜奶中加入5 mL甲醛。

称取样品5~50 g(精确至0.01 g)于500 mL烧杯,缓慢加入100 mL硝酸,在沙浴上加热。为防止样品溢出,当开始产生大量泡沫时应将烧杯移出沙浴并不断搅拌,必要时可浸烧杯于冷水中以减慢反应速度,然后在搅拌下继续加热,至泡沫消失后盖上表面皿,继续蒸发并不时滴加过氧化氢。按照样品量和种类决定过氧化氢用量,一般为10~60 mL。先蒸煮到溶液无黏性而清亮,然后继续蒸发浓缩至约5 mL。

对于含油脂较多的样品,如牛奶、肉类、鱼类和蛋类,当加入硝酸在沙浴上加热至溶液泡沫消失后溶液明显分为油相和水相时,趁热将烧杯中液体迅速倒入250 mL分液漏斗,静置分层后将底层酸液转入原烧杯,油相用50 mL热硝酸洗涤一次,合并酸液。弃去油相。继续在沙浴上用硝酸和过氧化氢蒸煮到溶液无黏性而清亮,然后浓缩至5 mL。

加入15 mL硝酸和5 mL高氯酸,继续在沙浴上蒸发。当溶液中硝酸蒸发尽并升温与高氯酸反应时,多数样品会发生激烈反应,有时溶液会迅速变黑。这时要尽快取下烧杯并按高氯酸操作注意事项操作。稍冷后,加入5 mL硝酸并小心加热。含有机物多的样品应在硝酸存在下重复多次加热处理,直至溶液变清。除去痕量硝酸,直至高氯酸大量冒白烟,继续蒸发至干,使其成为白色残渣,冷却。

二、自沉积

用30 mL水溶解残渣,滴加3滴1%酚酞指示剂,用30%氢氧化钠溶液中和到溶液刚变微红后，立即加入2.5 mL盐酸并用水稀释到60 mL，使其成为0.5 mol/L盐酸体系。

加约200 mg抗坏血酸和0.5 mL 25%盐酸联胺溶液，移入已装有银片(或镍片)并检验为不漏水的沉积瓶中，在96 ℃恒温水浴中机械搅拌沉积2.5 h。结束后取出银片(或镍片)，用细水流冲洗沉积面后，室温晾干。

三、^{210}Po标准源的制备和仪器探测效率的确定

在装有银片或镍片的沉积瓶中，加入57.5 mL 水、2.5 mL盐酸，使溶液成为0.5 mol/L盐酸体系。准确吸取一定量^{210}Pb–^{210}Po平衡标准溶液(或^{210}Po标准溶液)滴入沉积瓶，按上述方法自沉积2 h以上，其沉积效率可达到99%，可作为^{210}Po标准源用于仪器对^{210}Po的探测效率测量。将制好的^{210}Po标准源用低本底 α 测量仪进行测量。

四、化学回收率的测定

在与分析样品等量的样品中，加入含有已知准确的^{210}Po活度的标准溶液，确定化学回收率。

五、放射性测量

样品源放置5 h后，用低本底 α 测量仪测量^{210}Po的 α 放射性。用活性区大小与样品源相同的^{241}Am 或^{239}Pu标准源作为监督源，在每批样品分析前后进行常规效率校正。测量样品前后应进行本底测量。

第五节　样品中天然铀预处理及分析方法

一、原理

食品灰用硝酸和高氯酸浸取，溶液经磷酸盐沉淀浓集铀和钍，在盐析剂硝酸铝的存在下以三正辛胺从硝酸溶液中同时萃取钍和铀，首先用8 mol/L

盐酸溶液反萃取钍，再用水反萃取铀，分别以铀试剂Ⅲ显色，进行分光光度测定。

二、标准溶液的配置

铀标准溶液：准确称取1.179 g经850 ℃灼烧过的八氧化三铀（优级纯），用10 mL盐酸和3 mL过氧化氢加热溶解，蒸至近干。再加入20 mL水，使完全溶解后转入1000 mL容量瓶中，加0.1 mol/L盐酸溶液至刻度，摇匀成1.00 mgU/mL的贮备液。按需要的浓度再用0.1 mol/L盐酸溶液进一步稀释，准确配制一系列不同浓度的铀标准溶液。

三、铀工作曲线的绘制

在8个分液漏斗中各加入10 mL 1 mol/L硝酸溶液，分别吸入相当于0 μg、0.3 μg、0.5 μg、0.7 μg、1.0 μg、2.0 μg、3.0 μg、4.0 μg铀的铀标准溶液，反萃取钍后的有机相测出铀的吸光度作为纵坐标，实际加入的铀量为横坐标，绘制工作曲线。

四、样品制备和测定

称取2.00 g（精确至0.001 g）样品灰于60 mL瓷蒸发皿中（大米、玉米和肉类等含钙少的样品灰按每克灰50 mg Ca的比例加入钙载体溶液），加入10 mL浓硝酸，在沙浴上缓慢蒸发至干（蒸发皿蒸发时需加盖表面皿防液体溅出）。将蒸发皿转入马弗炉500 ℃灼烧10 min（样品灰灼烧后若呈黑色或灰色，可重复酸浸取，再灼烧处理1次），取出冷却后加入10 mL 8 mol/L硝酸，加热溶解后趁热过滤。用8 mol/L硝酸洗涤蒸发皿2~3次，再用热的稀硝酸洗涤蒸发皿和残渣2~3次。滤液和洗涤液合并于离心管中。

搅拌下滴加氨水于上述浸取液中，调节溶液pH=9使生成白色沉淀，加热凝聚。冷却后离心，弃去上清液。沉淀用水洗涤1次，离心，弃去上清液。

滴加浓硝酸入离心管，使沉淀刚好溶解。将溶液移入60 mL分液漏斗中，用15 mL硝酸铝溶液分2次洗涤离心管，洗涤液合并入分液漏斗。加15 mL 10%三正辛胺萃取剂入分液漏斗，萃取5 min，静止分相后弃去水相。用5 mL 饱和硝酸铵溶液萃洗1次。

萃洗后的有机相依次用5.0 mL和3.5 mL 8 mol/L盐酸反萃取，每次反萃取5 min(2次反萃取液合并可供钍测定用)。保留反萃取钍后的有机相供铀测定用。在有机相中加入25 mL 0.2 mol/L硝酸，反萃取5 min，静止分层后将水相放入100 mL烧杯。在沙浴上蒸干水相，加入硝酸和高氯酸各2 mL(沿烧杯壁加入)。蒸干后再加2 mL硝酸，蒸干后冷却。分别用4 mL、2 mL和2 mL 8 mol/L盐酸依次溶解残渣并转入10 mL比色管。加入约0.2 g抗坏血酸、0.5 g锌粒和0.3 g尿素，不时摇动，反应完全停止后加1.00 mL铀试剂Ⅲ-草酸溶液，用8 mol/L盐酸稀释至刻度，摇匀。在测钍相同的条件下测定铀的吸光度。从铀的工作曲线上查出相应铀含量。

第六节　样品中钚-239和钚-240预处理及分析方法

一、样品制备和测定

称取5~10 g(精确至0.001 g)样品灰于100 mL瓷蒸发皿，加3~5 mL 10 mol/L硝酸溶液使其湿润，盖上表面皿，在电炉上缓缓加热，逐滴加入1 mL过氧化氢，蒸发至近干。稍冷后加1~ 2 mL 10 mol/L硝酸溶液和1 mL过氧化氢，加热蒸干。如此反复处理数次，直至灰样呈白色或灰白色。

向灰样中加入25 mL 7 mol/L硝酸溶液，加热使可溶部分溶解后再缓缓加热10 min，冷却后转移入离心管，在3000 r/min下离心5 min。用25 mL 7 mol/L硝酸溶液重复浸取一次，离心。再用25 mL热的7 mol/L硝酸溶液洗涤原蒸发皿和残渣，离心分离，合并全部上清液，弃去不溶物。加0.4 mL 2 mol/L盐酸羟胺溶液入清液，放置10 min后加入0.4 mL 2 mol/L亚硝酸钠溶液。放置10 min后，将溶液加热到50 ℃，加入1.5 g已处理好的阴离子交换树脂，在电磁搅拌器上搅拌30 min。

将溶液和树脂一起装入离子交换柱内，以1~2滴/s的流速通过。然后依次用20 mL盐酸–硝酸混合液、25 mL 7 mol/L硝酸溶液、3 mL 3 mol/L硝酸溶液、1 mL 1 mol/L硝酸溶液淋洗柱，流速为1滴/2 s，弃去全部淋出液。

将10 mL盐酸–氢氟酸混合液加热至50 ℃左右，以2~3滴/min的流速解吸钚，收集最初流出的7 mL解吸液。缓缓蒸干解吸液，防止样品飞溅，以免降低回收率。用1 mL 1 mol/L硝酸溶液溶解干涸物，将溶液转入电沉积槽。用7 mL硝酸铵–硝酸混合液洗涤容器3次，合并洗出液，转入电沉积槽。

在电压为24 V、电流为350 mA条件下电沉积2 h，终止前1 min时加入1 mL 6 mol/L氢氧化钠溶液。取出不锈钢片，用水冲洗，晾干后在低本底 α 谱仪上测量 $^{239+240}$Pu 的放射性。

样品测量后应立即用 ^{239}Pu 标准面源测量计数效率、试剂空白值和仪器本底值。

二、放射化学回收率的测定

准确称取与样品测定等质量样品灰，加入1.00 mL ^{239}Pu标准溶液（^{236}Pu 或 ^{242}Pu标准溶液亦可），按上述程序操作，测量后计算放射化学回收率。

三、试剂空白值的测定

量取200 mL 7 mol/L硝酸溶液，按上述操作，制成试剂空白值的测量样品，在样品测量后进行测量。

第七节　样品中氚预处理及分析方法

一、方法原理

食品样经燃烧–氧化，使游离水和有机物中氢全部转化为水。收集的水和采集的水样经纯化后用电解法浓集 ^{3}H，用液体闪烁计数器测量 ^{3}H 的放射性。

二、分析步骤

1.水样收集

称取1.00 kg洗净、晾干的食品鲜样，装入^{3}H氧化燃烧装置的燃烧室内。先通氧气，流速控制在0.5~0.7 L/min，赶净装置内空气。接通高温炉电源，使氧化室的温度升至700~800 ℃，再加热燃烧室，当温度升至100 ℃时，就有水分流入接收瓶。保持这个温度，直到水分流出速度变慢时再缓慢升温。

当温度升到200~300 ℃时，升温要尽可能慢，并仔细观察通氧情况。一般燃烧室温度升至500 ℃以上就无馏分流出。控制温度在600 ℃，继续燃烧一段时间，使食品样品完全氧化，然后切断电源，停止加热和通气。燃烧室产生的气体经氧化室被氧化，水蒸气通过冷凝管收集于接收瓶。

此方法只能收集食品样品中总氚水，无法分别收集组织自由氚水和有机结合氚水。若要收集组织自由氚水，可通过冷冻干燥等方法先进行分离。

2.水样纯化

取制备好或采集的水样，放入圆底烧瓶中，加入一定量的高锰酸钾，放入几粒沸石或玻璃珠以防暴沸，盖好磨口玻璃塞，装好蛇形冷凝管，氧化回流约2 h后，开始常压蒸馏，收集电导率低于10 μS/cm的馏出液，密封保存，待用。一般情况下，收集的馏出液处于中间段。

对用于碱式电解浓集的样品，放入圆底烧瓶中的初始水样体积为600 mL，弃去约50 mL初始馏出液，将中间的500 mL馏出液收集于磨口塞玻璃瓶中，弃去最后的50 mL馏出液，密封保存，待用。若样品溶液中氚活度浓度较低，可通过碱式电解浓集装置或固体聚合物电解质（solid polymer electrolyte，SPE）电解浓集装置进行浓集。

3.样品检测

准确吸取8.00 mL浓集后水样和12.00 mL闪烁液混匀，放入计数瓶中，旋紧瓶盖，振荡混合均匀置于暗室12 h后待测。

调试仪器达到正常工作状态。选择并确定^{3}H测量的能量道宽，使仪器的测量道对所测样品的灵敏度达到最大。对制备的本底样品以确定的计数时间进行测量。对于低水平样品的测量，本底样品的计数时间应不少于1000 min。

第八节　样品中碳-14预处理及分析方法

一、样品预处理

鲜样称重后放入烘箱，在105 ℃下烘干至恒重，或使用冻干机将水分抽干至恒重。记录样品干重后，将干燥的样品使用粉碎机打磨成粉末，放入干燥的玻璃广口瓶中存放。

二、样品的燃烧与二氧化碳的固定

用燃烧定量杯称取1.0～3.0 g干燥的试样粉末。向150 mL玻璃烧杯中加入100 mL 3 mol/L氢氧化钠溶液和一个搅拌子。将上述玻璃烧杯放置在氧弹底部的一侧。在两个电极上连接15 cm左右长的燃烧丝，并用万用表测量燃烧丝的电阻值。装好氧弹，并拧紧螺栓和螺钉。向氧弹通氧气，加压至约2 MPa后断开与氧气的连接。将氧弹和点火单元相连，按下点火单元上的点火按钮。将氧弹放置于磁力搅拌器上，调整至合适位置，搅拌30 min。将氧弹连接尾气吸收装置，打开氧弹上的泄压阀，使氧弹里的气体通过装有400 mL 0.5 mol/L氢氧化钠溶液的锥形瓶释放到空气中，直至压力表的示值为零。泄压速率控制在60 mL/min。

三、样品中含碳量的测定

取出氧弹中的150 mL玻璃烧杯，将烧杯里的溶液和锥形瓶里的溶液合并倒入1000 mL玻璃烧杯中。用50 mL蒸馏水冲洗氧弹内部、锥形瓶和150 mL玻璃烧杯，洗液倒入1000 mL玻璃烧杯中。将溶液过滤，滤液收集于干净的1000 mL玻璃烧杯中。用5 mol/L氯化铵溶液调节溶液的pH值至11.0。在滤液中加入40 mL 8 mol/L氯化钙溶液，用玻璃棒搅拌后静置30 min。将滤纸做好标记，放入烘箱，在105 ℃下烘干至恒重。待沉淀完全后，安装抽滤瓶、布氏漏斗和滤纸进行抽滤，并分别用蒸馏水和无水乙醇冲洗两次。取下滤纸和沉淀，放入烘箱在105 ℃下烘干至恒重。将烘干的沉淀同滤纸一起用分析天平称重，计算出沉淀的净重。

四、悬浮法制样

将上述制得的沉淀，用研钵研磨成均匀的粉末。用天平称取适量沉淀粉末，放入20 mL液闪计数瓶中，加入6 mL蒸馏水和12 mL闪烁液。拧紧瓶盖后，将计数瓶放在40～45 ℃水浴中用力振荡，直到样品混合完全、均匀悬浮为止。

五、测量

将待测样品计数瓶外壁擦干，放入液体闪烁计数器中暗化24 h后测量。样品测量时间建议为300 min以上。

第三章 例题解析及重点练习

第一节 例题解析

例题 1：

碳–14原子中核电荷数为6，中子数为8，则该原子核外电子数为（   ）。

A.8   B.6

C.10   D.14

解析：B。根据碳–14原子中核电荷数为6，且原子中核电荷数＝质子数＝电子数，故其原子核外电子数为6。

例题 2：

下列关于钋原子的叙述正确的是（   ）。

A.它是一种非金属元素   B.原子核内有210个中子

C.原子核内有106个质子   D.原子核外有84个电子

解析：D。A.根据元素汉字名称的偏旁可辨别元素的种类，钋元素名称带"钅"字旁，所以属于金属元素，错误；B.由于原子序数＝核内质子数＝84，而相对原子质量＝质子数＋中子数，所以中子数＝210-84=126，错误；C.由于原子序数＝核内质子数＝84，错误；D.在原子中，核外电子数＝核内质子数＝原子序数＝84，正确。

例题 3：

研制核武器的钚-239可由铀-239（$^{239}_{92}U \rightarrow 2\beta + ^{239}_{94}X$）经过衰变而产生，下列叙述正确的是（   ）。

A. 钚-239和铀-239是同位素

B. 铀-239经过一个半衰期时原子核的数量减少为原来的一半

C. 铀-239经过一次 α 衰变产生钚-239

D. 铀-239经过二次 β 衰变产生钚-239

解析：D。同位素是质子数相同而中子数不同的元素，故钚-239和铀-239不是同位素，选项A错误；经过一个半衰期，铀-239的质量剩下原来的一半，原子核数量也只剩下原来的一半，故选项B正确；铀-239经过一次α衰变，即 $^{239}_{92}U \to ^4_2He + ^{235}_{90}Th$，生成物不是钚-239，故选项C错误；铀-239经过二次β衰变，即 $^{239}_{92}U \to 2\beta + ^{239}_{94}Pu$，生成物是钚-239，故选项D正确。

例题4：

下列关于 $^{239}_{94}Pu$ 的说法不正确的是（　　）。

A. $^{239}_{94}Pu$ 与 $^{238}_{94}Pu$ 互为同位素

B. $^{239}_{94}Pu$ 原子核外有94个电子

C. $^{239}_{94}Pu$ 原子核中有94个中子

D. $^{239}_{94}Pu$ 与 $^{238}_{92}U$ 为两种不同核素

解析：C。$^{239}_{94}Pu$ 与 $^{238}_{94}Pu$ 属于质子数相同、中子数不同的原子，互为同位素，故A选项说法正确；电子数等于质子数，则 $^{239}_{94}Pu$ 原子核外有94个电子，故B选项说法正确；$^{239}_{94}Pu$ 原子核中有239-94=145个中子，故C选项说法错误；$^{239}_{94}Pu$ 与 $^{238}_{92}U$ 为两种不同核素，故D选项说法正确。

第二节　重点练习

一、A0题型（单项选择题）

1. 吸收剂量的专用单位是Gy，有效剂量的专用单位是Sv。（　　）

　　A. 对　　　　　　　B. 错

2. 人体摄入污染放射性核素主要通过呼吸吸入污染空气、饮用污染水和食用污染食品这三种途径。（　）

    A. 对　　　　　　　　B. 错

3. 放射性核素进入人体后会被各部位均匀吸收。（　）

    A. 对　　　　　　　　B. 错

4. 对外照射的防护主要采取以下三种方法：时间防护、距离防护、屏蔽防护。（　）

    A. 对　　　　　　　　B. 错

5. 所有从事或涉及放射工作的个人，都应接受外照射个人剂量检测。（　）

    A. 对　　　　　　　　B. 错

6. 我国对居民食品中摄入的放射性核素年摄入限值按年龄分两档，即成年人和儿童。（　）

    A. 对　　　　　　　　B. 错

7. 如果食品中放射性核素的监测结果微量，就可以正常食用，无需采取防护措施。（　）

    A. 对　　　　　　　　B. 错

8. 检测天然放射性核素^{238}U、^{232}Th、^{226}Ra、^{40}K，应该将样品密封后静置2~3周，待反应平衡后测量。（　）

    A. 对　　　　　　　　B. 错

9. 水样放射性测量，水样采集后应低温储存并放置一段时间后再分析测量。（　）

    A. 对　　　　　　　　B. 错

10. 在实验分析过程中，存在着误差，根据误差的性质和产生原因，分为系统误差、随机误差和过失误差。（　）

    A. 对　　　　　　　　B. 错

11. 食品中放射性物质检验时，对于无采样记录的样品可以予以检验。（　）

    A. 对　　　　　　　　B. 错

12. 使用清水冲洗可以去除大气沉降对蔬菜表面造成的放射性污染。（ ）

    A. 对　　　　　　　　B. 错

13. ^{90}Sr 及其子体 ^{90}Y 是纯 β 放射性核素。（ ）

    A. 对　　　　　　　　B. 错

14. 用低本底 β 测量仪是通过测量 ^{90}Y 放射性比活度，来计算 ^{90}Sr 的比活度的。（ ）

    A. 对　　　　　　　　B. 错

15. ^{90}Y 的探测效率是指在和样品源相同条件下测得的计数率与经过化学回收率校正后的 ^{90}Y 衰变率的比值。（ ）

    A. 对　　　　　　　　B. 错

16. 用磷酸萃取色层法测定样品中 ^{90}Sr 的活度是根据与其处于放射性平衡的子体核素钇–90的活度来确定的。（ ）

    A. 对　　　　　　　　B. 错

17. 发烟硝酸法测定 ^{90}Sr，经纯化后的待测液需要放置至少 10 d。（ ）

    A. 对　　　　　　　　B. 错

18. 食品中锶–90 测定的发烟硝酸法中，典型条件下，该方法的检出限为 1.6×10^{-2} Bq/g 灰。（ ）

    A. 对　　　　　　　　B. 错

19. ^{90}Sr 是纯 β – 放射体，其子体 ^{90}Y 既是 β 辐射源，又是 γ 辐射源。（ ）

    A. 对　　　　　　　　B. 错

20. 可以使用 γ 能谱仪测量食品中 ^{90}Sr 的含量。（ ）

    A. 对　　　　　　　　B. 错

21. 植物叶面不会吸收其表面灰尘和水中的 ^{90}Sr。（ ）

    A. 对　　　　　　　　B. 错

22. 发烟硝酸法测定 ^{90}Sr，经纯化后的待测液需要放置至少 14 d。（ ）

    A. 对　　　　　　　　B. 错

23. 对于放射性核素 ^{210}Po 的首选促排药是二巯基丙磺酸钠，也可用二巯基丁

二酸钠。（ ）

    A. 对   B. 错

24. 通过高温油炸烹饪可以去除食物中的放射性核素。（ ）

    A. 对   B. 错

25. 放射性核素本身无毒，其对人体的危害主要是其放射性致使人体损伤。
    （ ）

    A. 对   B. 错

26. 环境中放射性核素会通过食物链富集到动物体中，导致癌症、畸形、突
    变等概率增加。（ ）

    A. 对   B. 错

27. 作为载体的物质必须和被载带的放射性物质具有不同的化学行为，以实
    现放射性物质的分离。（ ）

    A. 对   B. 错

28. 放射性纯度既与放射性杂质的量有关，也与非放射性物质的量有关。（ ）

    A. 对   B. 错

29. 放射性核素最重要、最根本的特点是放射性。（ ）

    A. 对   B. 错

30. 放射性核素的吸附现象是指放射性核素从固体表面转移至液相或气相的
    过程。（ ）

    A. 对   B. 错

31. 放射性物质以 $1 \sim 100$ nm 的粒径分散于液相时，即可形成放射性胶体溶液。
    （ ）

    A. 对   B. 错

32. 放射性物质以 $1 \sim 105$ nm 的粒径分散于气相时，即可形成放射性气溶胶。
    （ ）

    A. 对   B. 错

33. 中子与物质相互作用的类型主要取决于中子的能量。（ ）

A. 对　　　　　　B. 错

34. 天然放射性物质存在于食品中，无限值浓度要求。（　　）

　　A. 对　　　　　　B. 错

35. 放射性核素被人体吸收后将一直存在于体内无法自然排出，只有通过药物排出。（　　）

　　A. 对　　　　　　B. 错

36. 动物摄入污染放射性核素主要通过呼吸吸入污染空气、饮用污染水和食用污染食品这三种途径。（　　）

　　A. 对　　　　　　B. 错

37. 采集牧草来检测其放射性污染水平需要整体连根部一起采集。（　　）

　　A. 对　　　　　　B. 错

38. 食品原始样品应在有代表性的采样点集中采集、均匀混合而成。（　　）

　　A. 对　　　　　　B. 错

39. 采用薄样法制样检测总放射性时，盘内被测物的质量厚度不得小于 1 mg/cm^2。（　　）

　　A. 对　　　　　　B. 错

40. 进行水样总放射性测量时，若结果值超过标准规定的指导值，则该水样应进行核素分析和评价，判断其可否饮用。（　　）

　　A. 对　　　　　　B. 错

41. 核反应堆事故因为释放的某些放射性核素（如 ^{90}Sr、^{137}Cs、^{239}Pu 等）寿命长，辐射的远期效应，特别是致癌和遗传效应，要进行数十年甚至终生观察才能作出科学评价。（　　）

　　A. 对　　　　　　B. 错

42. 核事故影响范围广，涉及人数多，作用时间长，容易造成较大的社会和心理影响。（　　）

　　A. 对　　　　　　B. 错

43. 辐射事故是指放射源丢失、被盗、失控，或者放射性同位素和射线装置

失控导致人员受到致死性照射。（ ）

    A.对   B.错

44. 特别重大辐射事故，是指 Ⅰ 类、Ⅱ 类放射源丢失、被盗、失控造成大范围严重辐射污染后果，或者放射性同位素和射线装置失控导致3人以上（含3人）急性死亡。（ ）

    A.对   B.错

45. 核反应泄漏事故中，毒理学意义最大的是放射性碘、铯和锶。（ ）

    A.对   B.错

46. 对于放射性核素 ^{90}Sr 的有效阻吸收药为褐藻酸钠。（ ）

    A.对   B.错

47. 对于放射性核素 ^{90}Y、^{60}Co 和 ^{59}Fe 的促排药可首选DTPA（二乙烯三胺五乙酸）。（ ）

    A.对   B.错

48. 中国核事故应急的二十四字方针是：常备不懈，积极兼容，统一指挥，大力协同，保护公众，保护环境。（ ）

    A.对   B.错

49. 采集蔬菜食品样，需在菜地上按四方形在四角和中心分别采集，采集5处的蔬菜样品混合后作为一样品。（ ）

    A.对   B.错

50. 对食品样进行炭化后灰化处理，灰化温度最高不要超过450 ℃。（ ）

    A.对   B.错

二、A1题型（单项选择题）

1. 单位质量的某种固体物质的放射性活度，称为（ ）。

    A.放射性比活度   B.放射性浓度

    C.放射性剂量   D.射性活度浓度

    E.放射性水平

2. 剂量当量国际单位的专业名称是（   ）。

    A.希沃特　　　　　　　　　　　B.焦耳

    C.瑞　　　　　　　　　　　　　D.库伦

    E.琴

3. 对公众的个人年有效剂量限值，全身照射时应低于（   ）。

    A.1 mSv　　　　　　　　　　　B.2 mSv

    C.3 mSv　　　　　　　　　　　D.4 mSv

    E.5 mSv

4. 放射性核素^{90}Sr主要积蓄在人体的部位是（   ）。

    A.肌肉　　　　　　　　　　　　B.骨骼

    C.甲状腺　　　　　　　　　　　D.肝脏

    E.肾脏

5. 水样放射性测量前，应先按照每1 L水添加（   ）的比例，加入聚乙烯桶中，然后再采集水样。

    A.20 mL±1 mL 硝酸　　　　　　B.20 mL±1 mL 盐酸

    C.20 mL±1 mL 硫酸　　　　　　D.20 mL±1 mL 磷酸

    E.20 mL±1 mL 硅酸

6. 水样放射性测量，在进行硫酸酸化操作时，应将（   ）硫酸沿器壁缓慢加入瓷蒸发皿（假设固体残渣量小于1 g）。

    A.10 mL　　　　　　　　　　　B.8 mL

    C.1 mL　　　　　　　　　　　　D.0.8 mL

    E.0.5 mL

7. 水样中总 α、总 β 的检测原理是，将水样酸化，蒸发浓缩后转为（   ），350 ℃灼烧后制成样品源检测。

    A.硫酸盐　　　　　　　　　　　B.盐酸盐

    C.磷酸盐　　　　　　　　　　　D.碳酸盐

    E.酸盐

8. 总 α、总 β 的检测时，灼烧的温度应控制在（　）。

A.300 ℃ ± 10 ℃　　　　　　B.350 ℃ ± 10 ℃

C.400 ℃ ± 10 ℃　　　　　　D.450 ℃ ± 10 ℃

E.500 ℃ ± 10 ℃

9. 总 α 放射性测量时，若生活饮用水中含有 ^{226}Ra 时，从固体残渣灼烧到样品测量完毕期间产生的（　）对测量结果有干扰。

A.^{222}Rn　　　　　　　　B.^{220}Rn

C.^{219}Rn　　　　　　　　D.^{238}U

E.^{238}Pu

10. 萃取色层法检测水中 ^{90}Sr，需采用（　）湿法装柱。

A.0.1 mol/L 盐酸溶液　　　　B.0.01 mol/L 盐酸溶液

C.0.01 mol/L 硝酸溶液　　　　D.0.1 mol/L 硝酸溶液

E.0.1 mol/L 磷酸溶液

11. 锶、钇的分离时刻是指（　）。

A.实验开始至过柱完毕的中间时刻

B.实验开始至测量结束的中间时刻

C.开始过柱至过柱完毕的中间时刻

D.始过柱至测量开始的中间时刻

E.开始过柱至测量结束的中间时刻

12. ^{90}Y 的半衰期为（　）。

A.6.02 h　　　　　　　　B.64.2 h

C.60.2 h　　　　　　　　D.6.42 h

13. 谷物样品进行灰化处理时最好将温度控制在（　）℃。

A.150~250　　　　　　　B.200~250

C.225~325　　　　　　　D.175~250

14. 对于放射性核素 ^{90}Sr，阻止其吸收的药物为（　）。

A.褐藻酸钠　　　　　　　B.普鲁士蓝

C.DTPA（二乙烯三胺五乙酸） D.二巯基丙磺酸钠

15. 对于放射性核素 ^{210}Po，促进其排放的药物为（　　）。

    A.褐藻酸钠 B.普鲁士蓝

    C.DTPA（二乙烯三胺五乙酸） D.二巯基丙磺酸钠

16. Po是目前已知最稀有的元素之一，下列有关它的说法正确的是（　　）。

    A.门捷列夫能预测钋在地球上的分布

    B.钋在第7周期第ⅥA族

    C.钋的最外层电子数为6

    D.钋属于副族元素

17. 对于放射性核素铀，促进其排放的药物为（　　）。

    A.碳酸氢钠 B.普鲁士蓝

    C.DTPA（二乙烯三胺五乙酸） D.二巯基丙磺酸钠

18. 对于放射性核素 ^{239}Pu，促进其排放的药物为（　　）。

    A.褐藻酸钠 B.普鲁士蓝

    C.DTPA（二乙烯三胺五乙酸） D.二巯基丙磺酸钠

19. 下列选项中，不是溶剂萃取法优点的是（　　）。

    A.方法简便、分离迅速

    B.适用于半衰期较长的放射性核素的分离

    C.选择性好、回收率高

    D.分离效果良好

20. 放射性核素是指（　　）相同的同一类原子的总称。

    A.处于一定能级、质子数和电子数

    B.质子数和中子数

    C.处于一定能级、质子数和中子数

    D.中子数和电子数

21. 以下蔬菜最适合作为监测核事故的放射性污染的样品的是（　　）。

    A.卷心菜 B.菠菜

C.花菜   D.黄瓜

22. 下面说法不正确的是（   ）。

A.放射性核素内污染不一定引起内照射放射病

B.放射性核素内污染一定引起内照射放射病

C.内照射放射病一定有严重的放射性核素内污染

D.放射性核素污染可引起外照射放射病

23. 核事故是指（   ）。

A.放射源丢失、被盗、失控，或者放射性同位素和射线装置失控导致人员受到超剂量照射

B.放射源丢失、被盗、失控，或者放射性同位素和射线装置失控导致人员受到异常照射

C.核电厂或其他核设施中偶然发生的偏离运行工况的状态；在这种状态下，放射性物质的释放可能或已经失去应有的控制，但尚未达到不可接受的水平

D.核电厂或其他核设施中很少发生的严重偏离运行工况的状态；在这种状态下，放射性物质的释放可能或已经失去应有的控制，达到不可接受的水平

24. 辐射事故是指（   ）。

A.核反应堆事故、辐射装置事故、核材料临界事故、核武器事故

B.放射性废物储存事故、放射源丢失事故以及医疗照射事故

C.放射源丢失被盗、失控，或者放射性同位素和射线装置失控导致人员受到异常照射

D.核设施中发生的严重偏离运行工况的状态

25. 核事故可以分为（   ）。

A.5级   B.6级   C.7级   D.8级

26. 7级核事故是指（   ）。

A.反应堆堆芯受到严重损坏，放射性物质在设施范围内大量释放

B.放射性物质在设施范围内明显释放，公众受到明显照射的概率高

C.放射性物质在设施范围内大量释放，公众受到明显照射的概率高

D.放射性物质大量释放，具有大范围健康和环境影响（指一个国家或以上）

27. 核事故产生的辐射照射，可有多种来源和途径，大型核设施事故中，在事故早期可产生（　　）。

A.地面沉积放射性核素的外照射

B.食品和水放射性核素的内照射

C.受污染的食品及水引起的内照射

D.烟羽中放射性核素的外照射，吸入烟羽中放射性核素的内照射

28. 放射性同位素和射线装置失控导致9人以下（含9人）急性重度放射病、局部器官残疾时，卫生应急响应是由（　　）组织实施的。

A.国家卫生计生行政部门　　　　B.省级卫生计生行政部门

C.市（地）级卫生计生行政部门　　D.县级卫生计生行政部门

29. 核事件的分级中，（　　）及以上称为事故。

A.2级　　　　　　B.3级　　　　　　C.4级　　　　　　D.5级

30. 反应堆事故中可作为信号核素的不包括（　　）。

A.^{131}I　　　　　B.^{137}Cs　　　　　C.^{90}Sr　　　　　D.^{32}P

31. （　　）不是核事故应急状态的分级。

A.应急待命　　B.辐射应急　　C.厂房应急　　D.厂区应急

32. 核事故情况下干预的基本原则不包括（　　）。

A.应该作出所有可能的努力，以防止严重的确定性效应

B.作出尽可能最大努力，限制随机性效应的发生

C.干预应是正当的，即防护措施的引入应该是好处大于危害

D.引入干预和后来撤销干预所依据的水平应该进行最优化，以使防护措施产生最大的净利益

33. 核与辐射事故现场救援中有关伤员转送错误的描述是（　　）。

A.伤员转送要明确转送地点

B.做好伤员转送记录，包括伤员的基本情况、伤类、伤情、转送人员名单、转往的医疗机构、已实施的救治措施

C.有放射性核素体表污染的伤员，要做好伤员的防护，防止污染扩散

D.伤员的分类标签、留取的样品、伤的资料要妥善保管，不随伤员转运

34. 核与辐射事故现场对体表污染人员去污处理，一般不超过（　）。

    A.1 次　　　　　　B.2 次　　　　　　C.3 次　　　　　　D.4 次

35. 核事故中紧急防护措施不包括（　）。

    A.临时性避迁　　　B.隐蔽　　　　　　C.撤离　　　　　　D.服用稳定性碘片

36. 核事故中长期防护措施不包括（　）。

    A.临时性避迁　　　　　　　　B.隐蔽

    C.永久性重新定居　　　　　　D.控制食品和饮水

37. 隐蔽时间一般认为不应超过（　）。

    A.1 d　　　　　　B.2 d　　　　　　C.3 d　　　　　　D.4 d

38. 核事故现场应急监测不包括（　）。

    A.烟羽监测　　　　　　　　　B.表面污染监测

    C.场所监测　　　　　　　　　D.人员外照射剂量监测

39. 肠型急性放射病受照下限为（　）。

    A.2 Gy　　　　　B.4 Gy　　　　　C.8 Gy　　　　　D.10 Gy

40. 脑型急性放射病受照下限为（　）。

    A.50 Gy　　　　B.30 Gy　　　　C.20 Gy　　　　D.10 Gy

41. 人体表面污染监测先从（　）开始监测。

    A.下肢　　　　　B.上肢　　　　　C.胸腹　　　　　D.头部

42. 关于体表去污的原则，下列描述不正确的是（　）。

    A.消除体外污染一般由外往内剪，脱去受污染的外衣

    B.对人体体表创伤部位放射性核素污染的处理应优先于对健康体表污染的处理

C.伤口有污染时先从伤口处开始，如无伤口应先从污染轻的部位开始去污，防止交叉污染

D.避免一开始就全身淋浴，以避免污染扩散和减少污水量

43. 中度骨髓型急性放射病的受照剂量下限为（　）。

A.1 Gy　　　　　　B.2 Gy　　　　　　C.4 Gy　　　　　　D.6 Gy

44. 重度骨髓型急性放射病的受照剂量下限为（　）。

A.2 Gy　　　　　　B.4 Gy　　　　　　C.6 Gy　　　　　　D.10 Gy

45. 极重度骨髓型急性放射病的受照剂量下限为（　）。

A.2 Gy　　　　　　B.4 Gy　　　　　　C.6 Gy　　　　　　D.10 Gy

46. 辐射事故中一受照人员照后出现头晕、乏力、失眠、恶心、食欲减退等症状，无呕吐。照后1天查外周血淋巴细胞绝对值为 $1.1 \times 10^9/L$，从上述临床表现你认为该受照人员早期可初步诊断为（　）。

A.过量照射　　　　　　　　　B.轻度骨髓型急性放射病

C.中度骨髓型急性放射病　　　D.重度骨髓型急性放射病

47. 辐射事故中一受照人员照后出现头晕、乏力、失眠、恶心、呕吐等症状，照后出现多次频繁呕吐，无腹泻症状。照后1天查外周血淋巴细胞绝对值为 $0.6 \times 10^9/L$，从上述临床表现你认为该受照人员早期可初步诊断为（　）。

A.过量照射　　　　　　　　　B.轻度骨髓型急性放射病

C.中度骨髓型急性放射病　　　D.重度骨髓型急性放射病

48. 急性放射病皮肤损伤Ⅱ度参考剂量下限为（　）。

A.3 Gy　　　　　　B.5 Gy　　　　　　C.10 Gy　　　　　　D.15 Gy

49. 急性放射病皮肤损伤Ⅲ度参考剂量下限为（　）。

A.3 Gy　　　　　　B.5 Gy　　　　　　C.10 Gy　　　　　　D.15 Gy

50. 急性放射病皮肤损伤Ⅳ度参考剂量下限为（　）。

A.5 Gy　　　　　　B.10 Gy　　　　　　C.15 Gy　　　　　　D.20 Gy

三、C题型（多项选择题）

1. 常用的放射化学分离方法有（　　）。

    A.共沉淀法   B.溶剂萃取法

    C.层析法   D.色谱法

    E.化学分离法

2. 放射性核素化学回收率的测定一般有（　　）。

    A.重量法   B.条件实验法

    C.放射性示踪法   D.萃取法

    E.滴定法

3. 铀燃料堆反应会释放的放射性核素中，（　　）会进行 β 衰变。

    A.^{131}I B.^{7}Be

    C.^{134}Cs D.^{14}C

    E.^{3}H

4. 我国食品中放射性物质限值浓度标准对（　　）明确了限值。

    A.粮食、薯类   B.肉鱼虾

    C.蔬菜、水果   D.食盐

    E.奶类

5. 我国食品中放射性物质限制浓度标准对（　　）天然核素给出限值。

    A.^{210}Po B.^{223}Ra

    C.^{40}K D.^{137}Cs

    E.天然铀

6. 我国食品中放射性物质限值浓度标准对（　　）人工放射性核素明确了限值。

    A.^{60}Co B.^{131}I

    C.^{137}Cs D.^{226}Ra

    E.^{3}H

7. 关于不同的放射性核素在人体内的分布，以下正确的是（　　）。

    A.^{131}I容易富集在甲状腺部位   B.^{137}Cs在肌肉中富集

C. ^{90}Sr 在骨骼中富集　　　　D. ^{226}Ra 在骨骼中富集

E. 以上都正确

8. 同一检测项目如有两个或以上检测方法时，在进行样品检测前，应认真、仔细选择方法，比较优缺点，应尽量选择较高（　）的检测方法。

A. 准确度　　　　　　　　B. 灵敏度

C. 精密度　　　　　　　　D. 检测限

E. 探测限

9. 对用灰样分析的样品进行预处理时，一般包括的过程是（　）。

A. 采取可食部分　　　　　B. 干燥

C. 炭化　　　　　　　　　D. 灰化

E. 皂化

10. 食品样品进行预处理中温度过高会损失部分或全部放射性核素，以下核素相应的最高温度正确的是（　）。

A. ^{131}I——80 ℃　　　　　　B. ^{90}Sr——550 ℃

C. ^{137}Cs——450 ℃　　　　　D. 天然铀——550 ℃

E. ^{147}Pm——450 ℃

11. 总 α 放射性检测法有（　）。

A. 厚样法　　　　　　　　B. 标准曲线法

C. 比较测量法　　　　　　D. 加标扣除法

E. 荧光法

12. 一般来讲，α 放射性测量可选用（　）来校正仪器。

A. ^{241}Am　　　　　　　　B. ^{239}Pu

C. ^{210}Po　　　　　　　　D. 天然铀

E. ^{40}K

13. 一般来讲，β 放射性测量可选用（　）来校正仪器。

A. ^{232}Th　　　　　　　　B. ^{40}K

C. ^{99}Tc　　　　　　　　D. ^{90}Sr－^{90}Y

E.^{239}Pu

14. 降低低本底 α、β 测量仪的本底值的方法有（   ）。

    A.缩短测量时间   B.延长测量时间

    C.擦拭测量盘   D.降低高压

    E.升高低压

15. GB/T 5750.13—2023《生活饮用水标准检验方法放射性指标》国家标准方法中，总 α 放射性检测法的探测限取决于水样的（   ）。

    A.无机盐含量   B.计数测量系统的计数效率

    C.计数测量系统的本底计数率   D.有机物含量

    E.计数时间

16. HJ 815—2016中规定的水中^{90}Sr的放射化学分析方法有（   ）。

    A.发烟硝酸沉淀法   B.二–（2-乙基己基）磷酸萃取色层法

    C.离子交换法   D.^{89}Sr扣除法

    E.石墨炉法

17. GB 14883.3—2016《食品中放射性物质锶–89和锶–90的测定》中锶–90的测定方法有（   ）。

    A.二–(2-乙基己基)磷酸萃取法   B.离子交换法

    C.发烟硝酸法   D.^{89}Sr扣除法

    E.石墨炉法

18. 针对核电站周围居民的饮食调查，对调查范围描述正确的是（   ）。

    A.日常监测以核电站首座核岛为圆心，半径为 30 km 以内的区域

    B.应急监测要求监测以核电站首座核岛为圆心，半径为 50 km 以内的区域

    C.一般核电站都建设在沿海区域，监测范围主要是以核电站首座核岛为圆心，半径为 30 km 以内的陆地区域

    D.以核电站首座核岛为圆心，半径为 50 km 以外的区域不会有污染，无需监测

    E.以上描述无错误

19. 在核电站周围地区食品的放射性监测采样点主要集中在（ ）。

　　A.预期的核电站流出物暴露或沉积、沉降的最大地点

　　B.对气态流出物烟囱排放，选择主导风向预期沉降最大地点

　　C.对滨海核电站液态排放，选择离排放口最近的养殖场或水域采样

　　D.内陆核电站液态排放，选择离排放口最近的养殖场或水域采样

　　E.监测周围食品中的放射性物质含量，应在周围最大的农贸集市中采样

20. 食品放射性污染风险监测，应优先考虑采集样品的地点有（ ）。

　　A.预期核电站或铀（钍）矿山等核设施流出物暴露或者沉积、沉降的最
　　　大点

　　B.滨海核电站液态排放，考虑洋流方向，选择离排放口最近的养殖场或
　　　者水域采样

　　C.核岛主导上风向45°扇形区域50 km内采样

　　D.核岛主导下风向45°扇形区域50 km内采样

　　E.核电站核岛半径30 km内主要牧场

21. 下面属于实验室质量控制措施的是（ ）。

　　A.上级机构或权威机构的技术培训和指导

　　B.样品的代表性、合理性，以及处理样制备的科学性

　　C.建立并执行规章制度，明确监测人员岗位责任制、仪器管理使用制度、
　　　原始记录的准确完整性等

　　D.检测仪器必须稳定可靠，应在国家计量部门或者授权的计量部门检定，
　　　实现标示管理

　　E.应定期参加比对考核，提高实验室检测能力

22. 放射性核素的特点有（ ）。

　　A.放射性　　　　　　　　　　　B.不稳定性

　　C.长期危害性　　　　　　　　　D.低浓和微量

　　E.电离性

23. 原子核的衰变主要方式有（ ）。

A.前 α 衰变

B.α 衰变

C.负 β 衰变

D.γ 跃迁

E.正 β 衰变

24. 样品采集回实验室后，检测不同核素有不同的处理程序，以下错误的是（ ）。

A.测量食品样品中的 ^{131}I 核素，应立即装样密封 24 h 后使用 γ 谱仪测量

B.测量食品样品中的 ^{137}Cs，可以通过预处理在最高温度 500 ℃ 内灰化

C.由于普通食品中放射性核素含量少，可以采用干燥等浓缩方法测量，可以提高样品的检出限

D.检测天然放射性核素 ^{238}U、^{232}Th、^{226}Ra、^{40}K，应该将样品密封后静置 2~3 周，待反应平衡后测量

E.以上处理程序无错误

25. 食品样品采集过程中处理方法正确的是（ ）。

A.采集谷类的果实后，去除其中的小石块和杂物，然后入样

B.采样青菜样品时，切除根部和腐烂的叶片，清洗叶片之间的沙土后整体入样

C.采集贝类食品，去除其外壳后即可入样

D.采集家禽食品，去除体表的羽毛和内脏，清洗后入样

E.采集生鲜奶，可以不直接从奶牛身上采样，而是从奶罐奶中搅拌混匀后用长柄匙取样

26. 核电站周围放射性物质监测中采样家畜肉类样品过程，正确的是（ ）。

A.采样点可以选择在农贸市场，在多个摊位上采样

B.采样点可以选择在当地养殖场，选择 1 头健康的家畜，采集可食部分

C.采样点可以选择在当地养殖场，选择 2~3 头健康的家畜，采集可食部分

D.采样点可以选择在当地农户家，选择 2~3 头健康的家畜，采集可食部分

E.采样时根据放射性核素的主要蓄积部位，可以单独采集甲状腺、骨骼、肝脏等

27. 蔬菜及水果中放射性核素限值浓度正确的是（　　）。

    A.^{89}Sr（7.7×10^1 Bq/kg）　　　　B.^{131}I（1.6×10^2 Bq/kg）

    C.^{137}Cs（2.1×10^2 Bq/kg）　　　　D.^{226}Ra（1.1 Bq/kg）

    E.^{3}H（1.7×10^5 Bq/kg）

28. 根据中子能量的大小，可以把中子分为（　　）。

    A.高能中子　　　　　　　　　B.中能中子

    C.快中子　　　　　　　　　　D.慢中子

29. 标准源证书上，应注明（　　）。

    A.活度（或比活度）　　　　　B.不确定度

    C.定值日期　　　　　　　　　D.标准源纯度

30. 选派去现场处理放射性突发事件时，应根据事件情况选派（　　）。

    A.辐射防护人员　　　　　　　B.实验室检测人员

    C.财务人员　　　　　　　　　D.法规制定人员

    E.医学人员

31. 辐射事故分为（　　）。

    A.特别重大辐射事故　　　　　B.重大辐射事故

    C.较大辐射事故　　　　　　　D.一般辐射事故

    E.普通辐射事故

32. 核与辐射事故的特点有（　　）。

    A.事故发生突然，发展迅速，全过程呈阶段性

    B.照射来源和途径比较单一

    C.影响范围广，涉及人数多，作用时间长

    D.造成较大的社会和心理影响

    E.应急处理的专业技术性强，需要的救援力量较大

33. 下列属于辐射事故的是（　　）。

    A.放射源丢失

    B.放射源被盗

C.放射性同位素和射线装置失控但未导致人员受到异常照射

D.放射性同位素和射线装置失控导致环境严重污染

E.放射性同位素和射线装置失控导致人员受到异常照射

34. 辐射事故是依据（　）分级的。

A.事故的性质、严重程度

B.造成财产损失的严重程度

C.可控性和影响范围等因素

D.在社会上的影响程度

E.对公众心理影响程度

35. 核事故是指（　）。

A.放射源丢失、被盗、失控造成大范围严重辐射污染

B.放射性同位素和射线装置失控导致多人死亡

C.核电厂或其他核设施中很少发生的严重偏离运行工况的状态

D.放射性物质的释放可能或已经失去应有的控制，尚未不可接受的水平

E.放射性物质的释放可能或已经失去应有的控制，达到不可接受的水平

36. 一般辐射事故是指（　）。

A.Ⅳ类、Ⅴ类放射源丢失、被盗、失控

B.Ⅲ类、Ⅳ类放射源丢失、被盗、失控

C.放射性同位素和射线装置失控导致人员受到超过年剂量限值的照射

D.放射性同位素和射线装置失控导致人员受到致死剂量的照射

E.放射性同位素和射线装置失控尚未导致人员受到致死剂量的照射

37. 核与辐射事故类型包括（　）。

A.特别重大事故、核反应堆事故

B.辐射装置事故、核材料临界事故

C.核武器事故

D.放射性废物储存事故

E.放射源丢失事故、医疗照射事故

38. 核反应堆发生事故，向大气释放的短寿命放射性核素主要有（　　）。

    A.^{125}I   B.^{90}Sr

    C.^{137}Cs   D.^{131}I

    E.^{239}Pu

39. 应急人员在一次应急事件中的受照射剂量当量不得超过（　　）。

    A.全身 0.25 Sv   B.四肢 1.0 Sv

    C.眼晶体 0.15 Sv   D.心脏 0.1 Sv

    E.其他单个器官或组织 0.50 Sv

40. 处理皮肤污染的正确做法是（　　）。

    A.用肥皂轻轻搓洗，而后用温水冲洗

    B.对指甲内污染可用毛刷蘸取肥皂水轻轻刷洗

    C.去污时勿用力过猛，以免划伤皮肤，使污染从伤口进入

    D.去污次数不超过 3 次

    E.去污次数不超过 5 次

41. 核事故现场应急监测包括（　　）。

    A.烟羽监测

    B.表面污染监测

    C.放射源监测

    D.人员外照射剂量监测

    E.场所监测

42. 关于体表去污的原则，下列描述正确的是（　　）。

    A.去污时手法要轻，避免擦伤皮肤

    B.宜用温水，不要用热水

    C.适时、慎重选用含络合剂的洗涤剂，勿用硬毛刷和刺激性强的或促进
       放射性核素吸收的制剂

    D.去污次数不宜过多，一般以不超过 3 次为宜

    E.应将避免污染放射性核素吸收和播散作为贯穿整个去污过程的指导思想

43. 可使用褐藻酸钠阻止其吸收的放射性核素有（　　）。

    A.^{137}Cs   B.^{90}Sr

    C.^{226}Ra   D.^{60}Co

    E.^{210}Po

44. 可使用DTPA促进其排放的放射性核素有（　　）。

    A.^{239}Pu   B.^{241}Am

    C.^{90}Y   D.^{252}Cf

    E.^{60}Co

45. 下列属于阻止放射性核素吸收药的是（　　）。

    A. 褐藻酸钠   B. 碘化钾

    C. 普鲁士蓝   D. DTPA

    E. 二巯基丙磺酸钠

46. 下列属于放射性核素促排药的是（　　）。

    A. 褐藻酸钠   B. 碘化钾

    C. 普鲁士蓝   D. DTPA

    E. 二巯基丙磺酸钠

四、D题型（不定项选择题）

1. 材料题：如图所示的是某核电站周围某监测点2014年到2019年，连续6年内饮用水中总 α、总 β 放射性活度浓度曲线动态变化趋势图。

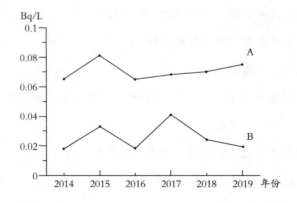

1)（　）表示总 α 放射性活度浓度曲线，（　）表示总 β 放射性活度浓度曲线。

A. 曲线 A　　　　　　　　　　B. 曲线 B

2）GB/T 5750.13—2023《生活饮用水标准检验方法》中，典型条件下，总 α 放射性的探测限为（　）。

A.1.6×10^{-4} Bq/L　　　　B.1.6×10^{-3} Bq/L

C.1.6×10^{-2} Bq/L　　　　D.1.6×10^{-1} Bq/L

3）GB/T 5750.13—2023《生活饮用水标准检验方法》中，典型条件下，总 β 放射性的探测限为（　）。

A.2.8×10^{-5} Bq/L　　　　B.2.8×10^{-4} Bq/L

C.2.8×10^{-3} Bq/L　　　　D.2.8×10^{-2} Bq/L

4）GB 5749—2022《生活饮用水卫生标准》中，总 α 放射性的指导值为（　）。

A.0.4 Bq/L　　　　　　　　　B.0.5 Bq/L

C.0.75 Bq/L　　　　　　　　　D.1 Bq/L

5）GB 5749—2022《生活饮用水卫生标准》中，总 β 放射性的指导值为（　）。

A.0.4 Bq/L　　　　　　　　　B.0.5 Bq/L

C.0.75 Bq/L　　　　　　　　　D.1 Bq/L

答案：

一、A0题型（单项选择题）

1.A，2.A，3.B，4.A，5.A，6.B，7.A，8.A，9.B，10.A，11.B，12.A，13.A，14.A，15.A，16.A，17.B，18.A，19.B，20.B，21.B，22.A，23.A，24.B，25.B，26.A，27.B，28.B，29.A，30.B，31.A，32.A，33.A，34.B，35.B，36.A，37.B，38.B，39.B，40.A，41.A，42.A，43.B，44.A，45.A，46.A，47.A，48.A，49.A，50.A

二、A1题型（单项选择题）

1.A，2.A，3.E，4.B，5.A，6.C，7.A，8.D，9.A，10.D，11.C，12.B，13.C，14.A，15.D，16.C，17.A，18.C，19.B，20.C，21.A，22.B，23.D，24.D，25.C，26.D，27.D，28.B，29.C，30.D，31.B，32.B，33.D，34.C，35.A，36.B，37.B，38.C，39.D，40.A，41.D，42.A，43.B，44.B，45.C，46.B，47.D，48.B，49.C，50.D

三、C题型（多项选择题）

1.ABDE，2.ABC，3.ACDE，4.ABCE，5.AB，6.ABCE，7.ABC，8.ABC，9.ABCD，10.ABCDE，11.ABC，12.ABCD，13.BD，14.BC，15.ABCE，16.ABC，17.ABC，18.AB，19.ABCD，20.ABDE，21.ABCDE，22.ABD，23.BCDE，24.ABCE，25.ABE，26.CDE，27.BCDE，28.ABCD，29.ABCD，30.ABE，31.ABCD，32.ACDE，33.ABE，34.AC，35.CE，36.AC，37.BCDE，38.AD，39.ABCE，40.ABCD，41.ABCD，42.ABCDE，43.BCD，44.ABCDE，45.ABC，46.DE

四、D题型（不定项选择题）

1-1）B　A，1-2）C，1-3）D，1-4）B，1-5）D